U0281166

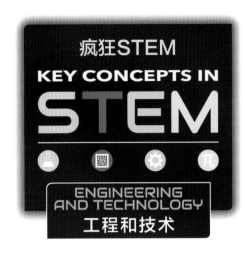

疯狂STEM

KEY CONCEPTS IN

STEM

ENGINEERING
AND TECHNOLOGY

工程和技术

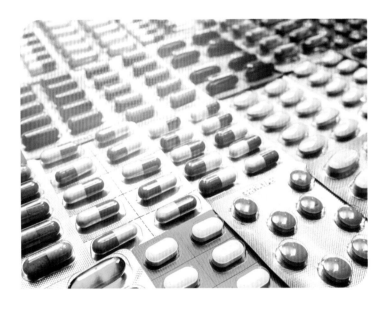

医学和健康

MEDICINE AND HEALTH

英国 Brown Bear Books　著

林　瑶　译

电子工业出版社

Publishing House of Electronics Industry

北京 · BEIJING

Original Title: MEDICINE AND HEALTH

Copyright © 2020 Brown Bear Books Ltd

BROWN BEAR BOOKS

Devised and produced by Brown Bear Books Ltd,
Unit 1/D, Leroy House, 436 Essex Road, London
N1 3QP, United Kingdom
Chinese Simplified Character rights arranged through Media Solutions Ltd Tokyo
Japan (info@mediasolutions.jp)

版权贸易合同登记号　图字：01-2021-3659

图书在版编目（CIP）数据

医学和健康 / 英国 Brown Bear Books 著；林瑶译 . —北京：电子工业出版社，2021.9
（疯狂 STEM. 工程和技术）
书名原文：MEDICINE AND HEALTH
ISBN 978-7-121-41575-3

Ⅰ . ①医… 　Ⅱ . ①英… 　②林… 　Ⅲ . ①医学－技术发展－世界－青少年读物 　Ⅳ . ①R-11

中国版本图书馆 CIP 数据核字（2021）第 138390 号

责任编辑：郭景瑶
文字编辑：刘　晓
印　　刷：天津海顺印业包装有限公司分公司
装　　订：天津海顺印业包装有限公司分公司
出版发行：电子工业出版社
　　　　　北京市海淀区万寿路 173 信箱　邮编：100036
开　　本：787×1092　1/16　印张：4　字数：115.2 千字
版　　次：2021 年 9 月第 1 版
印　　次：2021 年 9 月第 1 次印刷
定　　价：68.00 元

凡所购买电子工业出版社图书有缺损问题，请向购买书店调换。若书店售缺，请与本社发行部联系，联系及邮购电话：（010）88254888，88258888。
质量投诉请发邮件至 zlts@phei.com.cn，盗版侵权举报请发邮件至 dbqq@phei.com.cn。
本书咨询联系方式：（010）88254210，influence@phei.com.cn，微信号：yingxianglibook。

"疯狂STEM"丛书简介

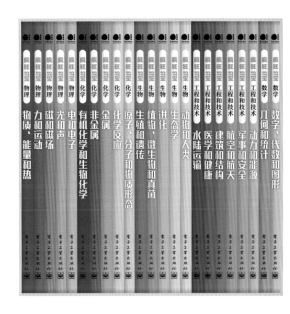

  STEM是科学（Science）、技术（Technology）、工程（Engineering）、数学（Mathematics）四门学科英文首字母的缩写。STEM教育就是将科学、技术、工程和数学进行跨学科融合，让孩子们通过项目探究和动手实践、创造的方式进行学习。

  本丛书立足STEM教育理念，从五个主要领域（物理、化学、生物、工程和技术、数学）出发，探索23个子领域，全方位、多学科知识融会贯通，培养孩子们的科学素养，提升孩子们解决问题和实际动手的能力，将科学和理性融于生活。

  从神秘的物质世界、奇妙的化学元素、不可思议的微观粒子、令人震撼的生命体到浩瀚的宇宙、唯美的数学、日新月异的技术……本丛书带领孩子们穿越人类认知的历史，沿着时间轴，用科学的眼光看待一切，了解我们赖以生存的世界是如何运转的。

  本丛书精美的文字、易读的文风、丰富的信息图、珍贵的照片，让孩子们仿佛置身于浩瀚的科学图书馆。小到小学生，大到高中生，这套书会伴随孩子们成长。

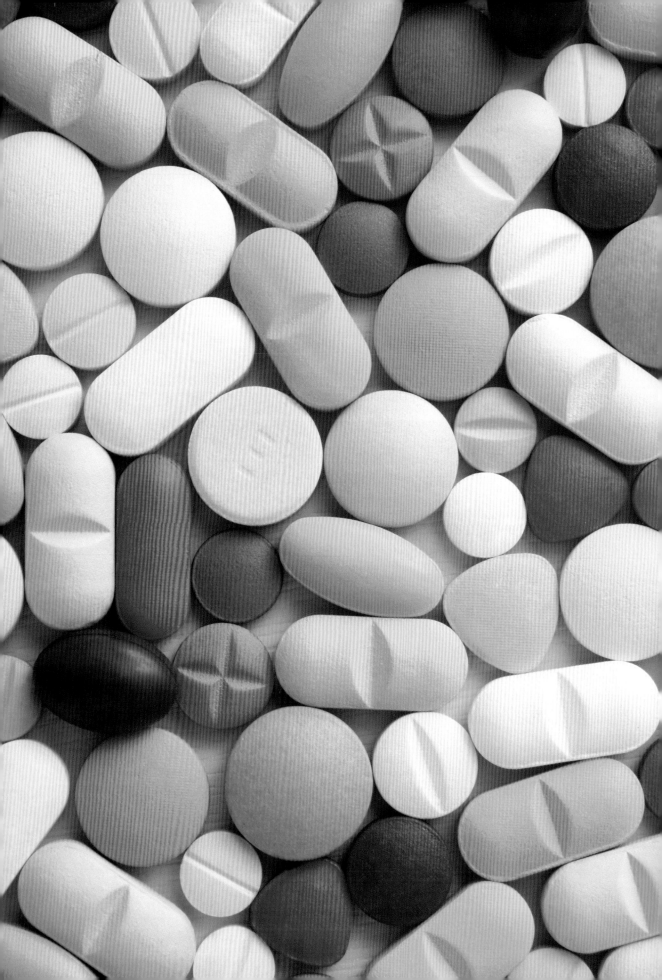

目　录

早期的医学

现代医学是一个发达的、复杂的科学领域，但它的起源可以追溯到几千年前的史前社会。

大多数史前人类生活在一个个小群体中，他们四处"游荡"，使用骨头、木头和石头等材料来制造简单的工具。现代医学通过对他们骨骼的研究表明，他们当时已经可以矫正骨头，并进行一些小手术了。但他们可能认为，疾病是由邪灵附身所致的。

超自然疗法

不仅是史前的人们认为疾病可能由魔法和神灵引起，就连公元前3000年左右的古埃及人也是超自然现象的坚定信徒。他们经常戴着护身符来驱除邪灵。生病时，他们通常会求助于魔法和他们的神。古希腊人和古罗马人为医神阿斯克勒庇俄斯建造了神庙，病人经常被带到那里接受奇迹疗法。在整个中世纪，基督教成了欧洲的主要宗教，当时的病人经常去圣地朝圣，希望得到解脱。即使在今天，在世界上的某些地方，采用草药行医的巫医仍很重要。

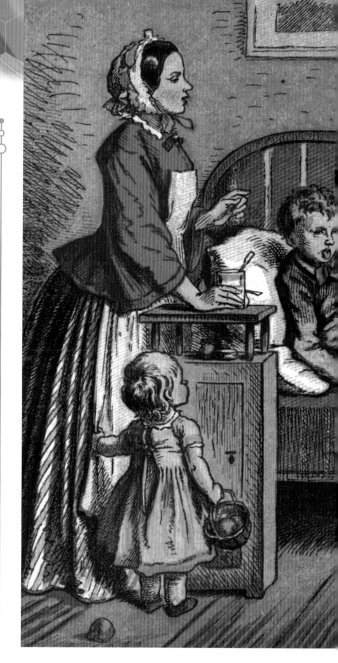

医神阿斯克勒庇俄斯（Asclepius）拿着一根缠着蛇的杖。这个标志物至今仍被医疗机构使用。

史前人类做过的一个主要的手术是在人还活着的时候，在他们的头骨上钻一个孔。世界各地都发现了古代的有孔头骨。许多头骨的孔的边缘有新骨生长出来，表明这个人可能在手术后活了很多年。

草药

古代治疗疾病的方法通常是草药和魔法的结合。针对胸部疾病的治疗方法是让病人吸入蒸汽，而刀伤和烧伤则采用药膏治疗。医生通常会在治疗过程中吟诵咒语或

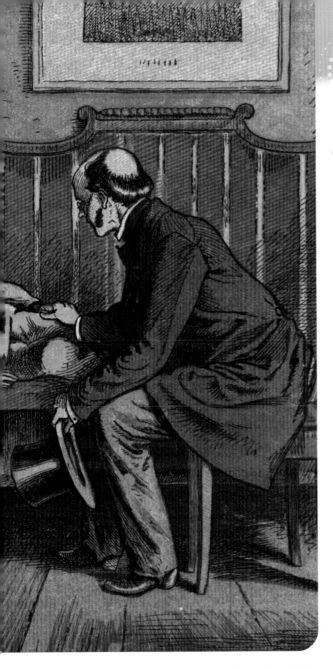

在现代药物发明之前，所有的疾病都有潜在的致命性。但当时请医生是十分昂贵的，因此求医往往是人们最后的选择，即使富裕的家庭也是如此。

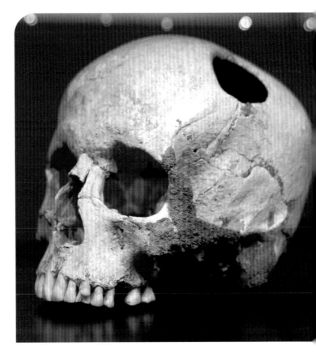

史前人类的头骨，由于经历了开孔操作而在头骨上留下了一个孔。有人认为做这样的手术可能是为了缓解头痛或释放邪灵。

《透特之书》

早期古埃及最重要的医学书是《透特之书》，由祭司保存在古埃及智慧之神透特的圣殿里。尽管这些书都没有被保存下来，但研究人员发现了一本公元前1500年左右的医学书，这本书很可能是以《透特之书》为基础编写的。它包含了许多常见疾病如何处理的详细说明。

进行某种仪式。古埃及的记录显示，如果一种治疗方法有效，人们便会继续使用它。那些失败的治疗方法很快就被遗忘了。就这样，古埃及人积累了医学知识，他们的许多治疗方法至今仍在世界一些地方被使用。到18世纪末，草药疗法一直被广泛使用。总有新的草药疗法被添加到医学知识体系中。

然而，这一疗法几乎不涉及科学，也没有人知道它为什么有效。例如，几百年前人们就知道，咀嚼某些树的树皮可以治疗头痛。然而，直到19世纪人们才发现，其中起作用的物质是水杨酸，而水杨酸现在被用来生产阿司匹林。又过了一个世纪，人们才弄明白水杨酸作用于人体的机制。现在，尽管仍有人依赖草药疗法，但在许多情况下，关于其有效性的科学证据仍十分有限。

古埃及人最早提出了疾病理论，这使他们能够系统地研究出治疗严重疾病的方法。受尼罗河季节性涨落（这对古埃及农业非常重要）的影响，医生们推断，人体内一定充满了血液和其他体液的通道。通道堵塞会导致疾病的发生，而服用催吐剂（引起呕吐的物质）、泻药和抽血（抽出血液）等治疗方法可被广泛用来清除堵塞并治愈病人。

希波克拉底

对医学贡献最大的人之一是一位名叫希波克拉底（Hippocrates，公元前460年—公元前377年）的古希腊医生。人们对希波克拉底本人知之甚少，但他与公元前430年的一系列医学文献有关。希波克拉底提出了他自己的疾病理论。他认为人体是由四种体液组成的——血、黏液、黑胆汁和黄胆汁。他认为，在一个健康的身体里，各种体液处于很好的平衡状态

现代医学的奠基人希波克拉底否认了疾病由任何超自然现象引起或魔法可以作为治疗手段的观点。

临床观察与诊断

希波克拉底提出了诊断原则。他通过观察病人的症状以预测疾病的进程。一旦做出了预测，他就会在监测病人病情的同时给予治疗。现代医生仍然使用这种方法。

后来，医生们发明了可使诊断更精确的测试工具和方法。例如，体温可以用来评估疾病。1626年，意大利医生圣托里奥（Santorio，1561—1636）发明了一种水温表，使医生能够更精确地测量体温。中世纪的医生可对病人的肺和心脏进行听诊。奥地利人利奥波德·奥恩布鲁格（Leopold Auenbrügger，1722—1809）发明了叩诊法。他轻轻拍打病人的胸部和腹部，以"测听"其内脏运作情况。

而显微镜最早由阿塔纳斯·珂雪（Athanasius Kircher，1602—1680）用来研究疾病。1646年，他观察了黑死病患者的血液，看到了血液中的"小虫子"。他认为这些"小虫子"可能是导致疾病的"罪魁祸首"。

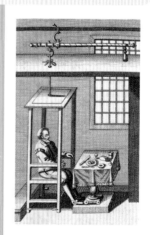

圣托里奥发明了一种水温表，可以用来辅助诊断。

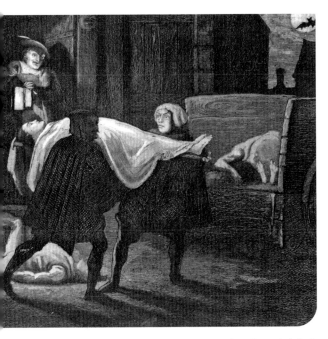

在欧洲黑死病流行期间，人们每晚都需要将患者从房屋中搬出，并立即埋葬，以尝试阻止这种神秘的疾病继续蔓延。

中；但是如果这种平衡被打破了，就会导致疾病的发生。他的疾病理论在整个中世纪被欧洲医生广泛采用。

解剖

古埃及人在解剖学，即人体结构的研究方面取得了一些进展。他们还学会了如何保存尸体及如何把尸体做成木乃伊，因为他们相信人死后仍然需要这些尸体。公元2世纪时，古罗马的盖伦（Galen）医生通过解剖人体来研究解剖学。尽管他的许多发现都是不正确的，但几个世纪以来，盖伦对人体的描述并没有受到过质疑。在近代早期，人们对人体运转的认识逐渐提高。解剖学家安德雷亚斯·维萨里（Andreas Vesalius，1514—1564）是第一个改进盖伦解剖学理论的人。

健康和生活方式

卫生和健康之间的联系最早可能是由古埃及人发现的，他们经常洗衣服和洗澡。那时候，厕所和浴缸在富人家中很常见，还有一些古埃及人甚至睡在蚊帐中。和他们一样，古希腊人和古罗马人也知道健康的生活方式的好处。生活在公元前4世纪的古希腊医生迪奥克莱斯（Diocles）主张每天用纯净水洗牙，或用薄荷粉清洁牙齿。古罗马人把洗浴变成了一项社会活动，他们在许多城市建造了大型的公共浴室。公元476年西罗马帝国衰落后，下水道和渡槽（将淡水输送到城镇的渠道）年久失修，人们的生活水平也随之下降。肮脏的街道、糟糕的卫生状况导致了中世纪传染病的爆发。直到19世纪工业革命开始，情况才逐渐好转。

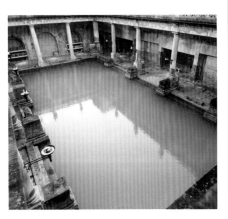

图为古罗马的公共浴室。洗澡的人跳进不同温度的池子里，用橄榄油清洗皮肤。此时，肥皂尚未被发明出来。

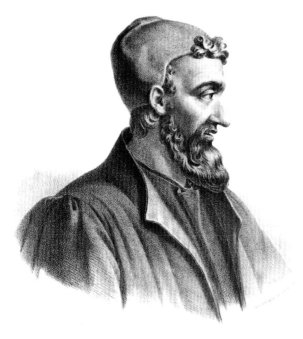

盖伦是一位于公元2世纪在古罗马行医的医生，他对后世医生的影响一直持续到17世纪。

血液循环

维萨里描绘了详细的人体系统图，建立了分层式人体解剖特征。他所著的《人体结构》（1543年）纠正了盖伦的一些错误，但没有质疑盖伦关于血液运行的观点。1559年，意大利解剖学家雷亚尔多·科隆博（Realdo Colombo，1516—1559）发现，血液通过肺从心脏的一侧输送到另一侧。这一发现促使英国内科医生威廉·哈维（William Harvey，1578—1657）证明了血液是如何在体内循环的。意大利解剖学家马塞洛·马尔皮吉（Marcello Malpighi，1628—1694）后来发现了贯穿全身的毛细血管。

社会与发明

医院和医学院

古罗马人需要健康的士兵来守卫他们的帝国，因此发展了第一个公共卫生系统。政府指派医生来为穷人看病，许多城市也都建立了医院。然而，公元5世纪西罗马帝国瓦解后，医生的数量骤降。穷人只能靠草药来勉强治病，理发师则会给他们固定骨头、拔牙及缝合伤口。公元1100年左右，第一所医学院在意大利的萨勒诺出现。很快，类似的学校在欧洲各地建立起来，但求医看病对大多数人来说仍然太贵，而且医院只设在大城市。直到20世纪才出现了普及的、人们负担得起的医疗保健服务。

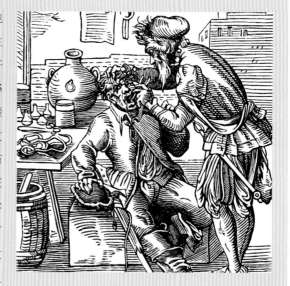

血液循环

17世纪早期，威廉·哈维发现了血液在人体内是如何流动的。他的发现与盖伦提出的理论相矛盾，而几个世纪以来，医生们学习的都是盖伦的理论。盖伦认为血液在心脏和肝脏内产生，被身体吸收，消耗完成后再被新的血液取代。哈维的实验却表明，如果这是真的，则人体每天将产生250千克血液。也许是受到了大约同时期出现的液压泵的启发，哈维观察到心脏是一个包含四个腔室的"泵"。当血液流经身体时，它所携带的氧气就会被消耗殆尽。这种血液被称为脱氧血（右图中将其标为蓝色）。脱氧血首先进入心脏的右心房，并继续由右心房泵入右心室；然后进入肺部，在那里吸收更多的氧气变成富氧血（右图中将其标为红色）。富氧血随后返回心脏，首先进入左心房，再流入左心室。左心室是最强大的腔室，可将血液泵到身体各组织。静脉和心脏中的瓣膜可阻止血液流向错误的方向。

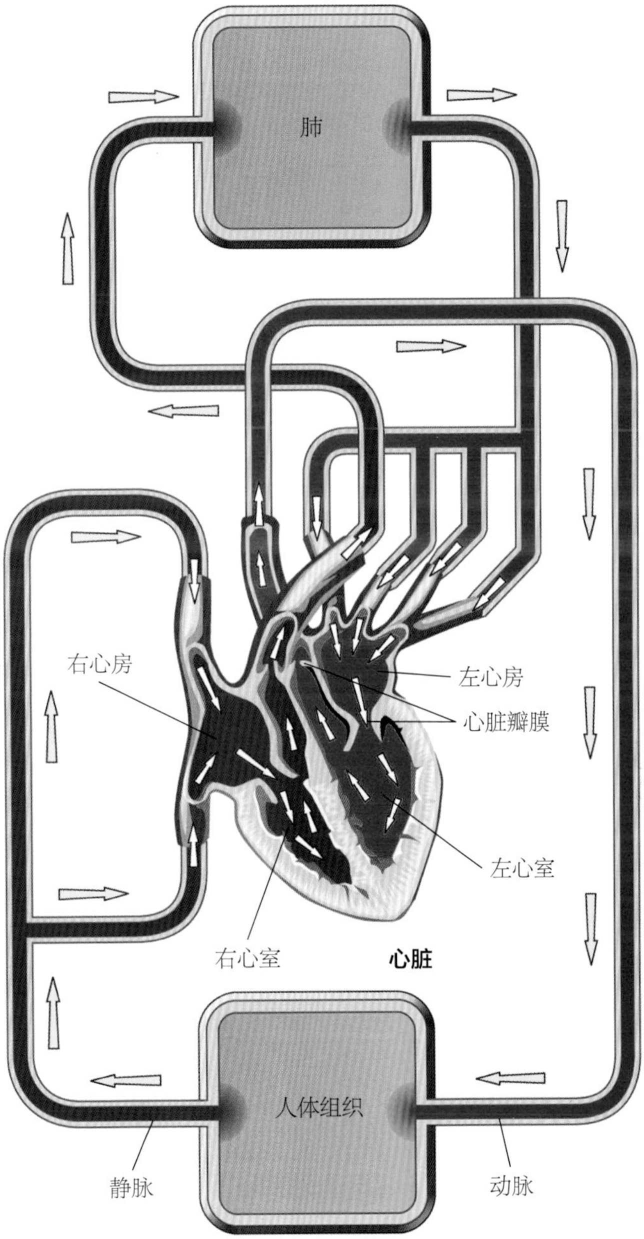

肺

右心房
左心房
心脏瓣膜
左心室
右心室　　心脏

人体组织

静脉
动脉

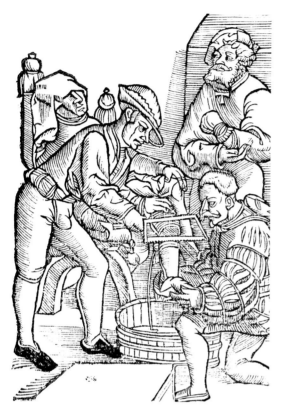

早期的手术，如截肢手术，既迅速又残忍，因为病人是在清醒的状态下接受手术的。

手术

古埃及的外科医生可能会做一些小手术，比如切除囊肿。这些手术大多数都是成功的，因为当时他们用柳树的叶子和树皮来处理伤口，而柳树的叶子和树皮中含有一种能杀死细菌的天然杀菌剂。在古希腊，由于人体解剖是被禁止的，且古希腊外科医生对人体解剖的知识掌握得很少，因此，手术的危险性很高。盖伦的理论带来了进步，但随着公元476年左右西罗马帝国的衰落，这些知识大部分都消失了。

在中世纪的欧洲，外科手术被认为是体力劳动，因此，大多数医生拒绝亲自操作手术。这样，手术反而留给了理发师来做。

科学词汇

瘟疫： 这个术语可以指任何夺去许多生命的流行病（一种广泛爆发的疾病）。公元542年左右，欧洲爆发了一场大规模的瘟疫。1346年至1353年，另一次瘟疫夺去了2500万人的生命，几乎占欧洲总人口的四分之一。中世纪的医生没有办法治疗瘟疫，许多人因此丧生。

麻风病： 已知最古老的疾病之一。约公元前500年的一具古埃及人的骨架呈现出该病的痕迹。在中世纪，由于没有有效的治疗方法，数百万人死于麻风病。今天，这种疾病在世界许多地方仍然存在，估计有1000万人患有这种疾病。

梅毒： 在俄罗斯中部发现的4000年前的骨骼中检测到了梅毒，但它在欧洲的首次爆发已是1493年了。当时，可能是克里斯托弗·哥伦布航船上的水手把这种疾病从美洲带到了欧洲。最开始，草药和汞被用来治疗梅毒，但随后被证明是无效的。梅毒可在人体中潜伏多年才进入最后的致命阶段。

外科手术的两个主要问题是疼痛和感染：中世纪的外科医生试图同时解决这两个问题。意大利的外科医生休（Hugh）用酒清洗伤口以防止感染，但这种想法并没有被普遍接受。人们曾试图在手术前让病人服药或大量饮酒来减轻疼痛，但这些方法不如现代的麻醉剂有效。

法国外科医生安布鲁瓦兹·巴累（Ambroise Paré，1510—1590）的几部著作提高了中世纪外科手术的水平。他强调避免过度疼痛的重要性，提倡快速、简单的手术，并谴责使用烧灼伤口等残忍手段止血。

尽管有了这些进步，但19世纪工业革命前后，外科手术仍然是充满危险的。

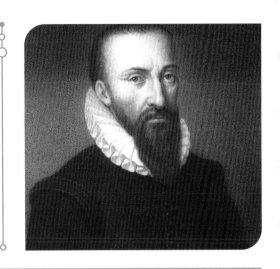

安布鲁瓦兹·巴累是16世纪法国的外科医生。他发现一种由蛋清和松节油制成的软膏可以防止切口感染。

古埃及外科医生的包

这幅浮雕刻在一座建于公元前332年至公元395年之间、位于康翁波的古埃及神庙的墙上。这幅浮雕展示的场景与其他医疗场景，如女王分娩的画面很接近。一些学者认为这幅浮雕（右图）显示了一系列外科手术工具。浮雕上没有关于这些工具及其用途的书面说明，但已确定的工具如下：

1 手术中制作切口的刀。

2 在骨头或牙齿上钻孔的钻头。

3 用来切骨头的锯子。

4 用于去除刺等嵌入物的镊子和钳子。

5 香炉。

6 装有草药的布袋。

7 古埃及神荷鲁斯眼睛形状的、有魔力的物品。

8 称量草药的秤。

9 抽血用的杯子。

10 纸莎草卷。

11 剪头发的剪刀。

12 用来清洗伤口的海绵。

13 用来给药的汤匙。

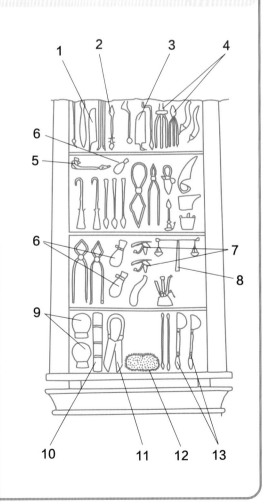

当医学遇到科学

19世纪，随着医学越来越科学化，疼痛、感染和许多致命的疾病都被征服了。

从古希腊时代至19世纪初，医学并没有真正改变。医生认为恶劣的气候或不良的饮食习惯会导致疾病，但并没有意识到卫生对预防感染的必要性。医院常常是很脏的，病人很有可能因为住院而感染和死亡。最令人害怕的医疗操作是截肢，即手术切除手臂或腿。当时手术并没有有效的止痛方法，病人通常在被迫摄入大量酒精后被绑上手术台。然而，在21世纪，由于科学家们的工作，医疗变得更加安全了。他们研发了安全的麻醉剂（减轻疼痛的物质），并意识到保持手术场所和医疗设备不受细菌和病毒等微生物影响的重要性。

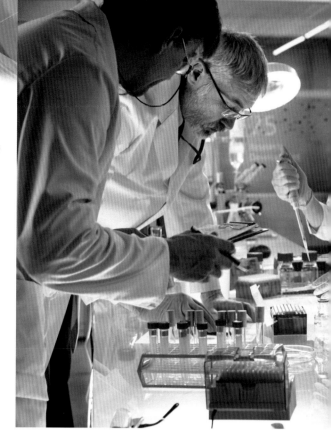

止痛

1848年，一位被截肢的病人说，准备接受手术的人就像"一个等待行刑的罪犯"。幸运的是，这种情况很快就改变了。

皮下注射器

19世纪以前，大多数药物都是口服的。大约1850年左右，法国外科医生查尔斯·加布里埃尔·普拉瓦兹（Charles Gabriel Pravaz，1791—1853）和苏格兰医生亚历山大·伍德（Alexander Wood，1817—1884）开始用注射器（由玻璃管、空心金属针、活塞组成）在皮肤下注射吗啡。普拉瓦兹和伍德发现，这种新方法使他们能够更精确地控制剂量。这种给药方式也使得药物起作用的速度快了很多，并且可以在疼痛更严重的部位注射。不久，皮下注射器的使用变得广泛起来。如今，玻璃管已被塑料管取代；皮下注射器上面有刻度，可以方便准确地测量药物的剂量；注射器针头在使用之后，也不再进行消毒和再利用，而是直接被丢弃。

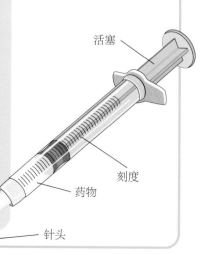

活塞

刻度

药物

针头

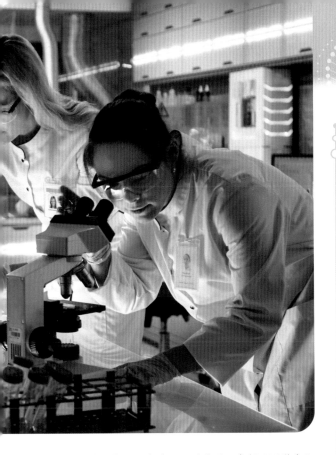

医学研究人员尝试运用科学原理来解开医学中仍然存在的许多谜团，例如某些疾病的病因或人的衰老过程。

精神卫生与精神病学

科学方法被应用于研究人类的精神。19世纪以前，如果人们表现出精神疾病的症状，他们通常会被残酷对待或直接关起来。法国医生菲利普·皮内尔（Philippe Pinel，1745—1826）最先对精神疾病进行了分类，并采用了人道的治疗方法。最早的精神病学家之一是德国的科学家埃米尔·克莱佩林（Emil Kraepelin，1856—1926）。精神问题包括抑郁情绪、暴力以及不可接受的行为。目前有两种常见的治疗方法：对于严重的问题，可以采用药物治疗；辅以谈话治疗，即病人与训练有素、富有同情心的医生讨论他们的感受，以及他们如何处理这种感受。

护理专业

19世纪，由于弗洛伦斯·南丁格尔的工作，护理业发生了一场革命。1854年，英国公众对在克里米亚战争（1853—1856）中受伤士兵所遭受的可怕医疗待遇的新闻报道感到震惊。南丁格尔和她的38名护士被派去处理这个问题，她们通过改善医疗条件和护理挽救了无数人的生命。回到英国后，南丁格尔在伦敦圣托马斯医院开办了一所护士培训学院。很快，护士们接受了更好的培训，而护理也成为一个受人尊敬的职业。

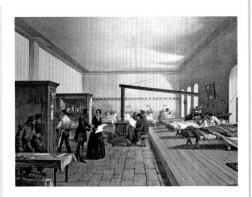

弗洛伦斯·南丁格尔（Florence Nightingale，1820—1910）因在克里米亚战争期间重组土耳其伊斯坦布尔斯库塔里兵营的病房而闻名。

科学词汇

麻醉剂： 一种能使病人感觉不到疼痛的化学物质。

细菌： 地球上随处可见的单细胞微生物。

免疫： 保护机体免受有害物质或疾病的影响。

白细胞： 血液中负责破坏外来物质的成分。

1799年，英国化学家汉弗莱·戴维爵士（Sir Humphry Davy，1778—1829）发现一种叫作一氧化二氮（也称笑气）的气体具有麻醉特性。当他吸入笑气的时候，他感觉很好，竟突然大笑起来。有一次，在他拔牙的时候，笑气使他不再感到疼痛。戴维认为这种气体可能有医学用途，但他的想法基本上被忽视了。美国、德国和法国的科学

家于1831年发现了氯仿，氯仿也是一种麻醉剂。这种液体最早由苏格兰爱丁堡的助产学教授詹姆斯·杨·辛普森爵士（Sir James Young Simpson，1811—1870）使用。1847年，他给一位临产的产妇注射了氯仿，结果发现氯仿的镇痛效果非常好。因此，在接下来的一周里，他又对30位产妇使用了该药。然而，其他医生对他用这种方式给产妇止痛感到震惊，因为他们认为分娩时的疼痛是完全自然的，不应该阻止。但辛普森继续使用氯仿。直到维多利亚女王（Queen Victoria，1819—1901）在生她的第八个孩子利奥波德王子时决定使用氯仿，氯仿的应用才被广泛接受。

微生物与疾病

微生物学也起源于19世纪。细菌等微生物可以引起疾病的观点，即所谓的细菌理论，主要建立在法国的路易斯·巴斯德

氯仿吸入器

麻醉剂的早期应用并非没有危险，曾有几个病人死于氯仿过量。琼克氏氯仿吸入器于1888年出现，这种仪器使得麻醉更加安全，也更容易被控制。在琼克氏氯仿吸入器中，麻醉剂被装在一个瓶子里，其含量可以通过一个小窗口来监测。挤压其中的一个注射器球就可使空气通过麻醉剂，随之产生的空气和氯仿蒸气的混合物沿着橡胶管传递到置于病人口鼻之上的面罩上。吸入器上的一个钩子则被用来将装置连接到使用者的衣服上。

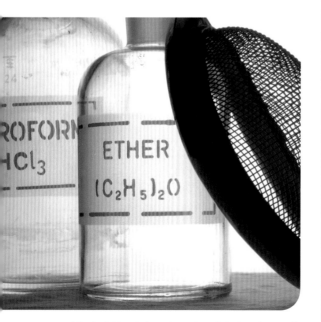

早期麻醉剂，如氯仿和乙醚，首先被倒在一块布上，然后通过覆盖于面部的碗状网罩被病人吸入。

社会与发明

早期的麻醉剂

起初笑气在美国和英国的聚会上被用作娱乐，但英国科学家汉弗莱·戴维认为这种气体可以用于医疗止痛。戴维的助手迈克尔·法拉第（Michael Faraday，1791—1867）发现了气体乙醚，它的作用与笑气的相似，很快"乙醚聚会"也流行了起来。克劳福德·朗（Crawford Long，1815—1878）是一名外科医生。他注意到人们在"乙醚聚会"上摔倒时不会感到疼痛。1842年，他用乙醚作为止痛药进行了第一次手术：一个叫詹姆斯·韦纳布尔（James Venable）的男孩在脖子上的囊肿被割下之前接受了乙醚注射。1846年，当时在哈佛大学学习医学的美国牙医威廉·托马斯·莫顿（William Thomas Morton，1819—1868）用乙醚麻醉了一个病人，然后从他脖子上切除了一个肿瘤。手术很成功。受人尊敬的英国外科医生罗伯特·利斯顿（Robert Liston，1794—1847）对一个需要截肢的病人使用了乙醚，他只花了26秒就完成了截肢手术。手术是无痛的，病人甚至不知道手术已经开始了。

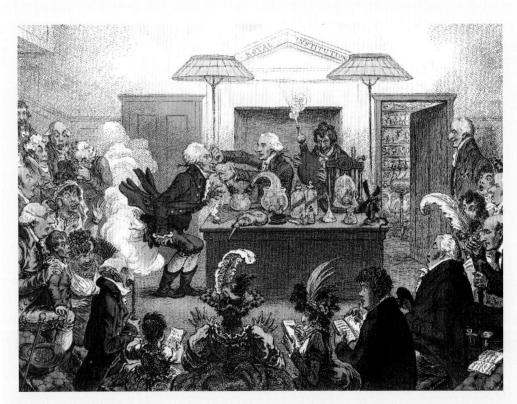

1802年，一幅讽刺漫画展示了汉弗莱·戴维（在书桌后面，右中，拿着风箱）和托马斯·加内特向伦敦皇家研究所的科学家们展示笑气效果的场景。

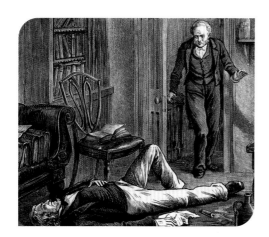

詹姆斯·杨·辛普森在早期的一个氯仿实验中被熏晕了。

（Louis Pasteur，1822—1895）和德国的罗伯特·科赫（Robert Koch，1843—1910）这两位微生物学家的研究基础上。

19世纪五六十年代，路易斯·巴斯德在里尔大学担任化学教授。当时，法国丝绸业请求他帮助查明为什么他们的蚕会受到疾病的"蹂躏"。巴斯德指出，这种疾病是由一种原生生物（一种微小的单细胞有机体）引起的，只有用健康的蚕繁殖才能避免这种疾病。此前，他还证明了一些微生物

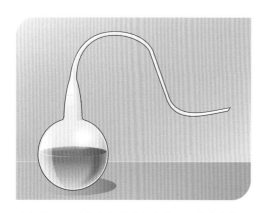

路易斯·巴斯德在细菌实验中使用了这种烧瓶。烧瓶里的无菌肉汤可一直保持新鲜，因为细菌无法通过天鹅形的瓶颈接触到肉汤，而暴露在空气中的肉汤很快就会变酸。

会在一个叫作发酵的过程中导致葡萄酒和牛奶等食品变质。因此，巴斯德继续发展巴氏杀菌法，即加热和快速冷却新鲜食品（如牛奶），以在不需要烹饪的情况下保存它们。

疾病的原因

后来，罗伯特·科赫指出，每种疾病都是由一种微生物引起的。他发现了一种在被称为琼脂的固体凝胶上培养细菌的方法，并设计了一套规则，可以用来证明某种特定的细菌导致了某种特定的疾病。

1876年，科赫发现一种杆状细菌会引起炭疽（一种牲畜和人类都会得的疾病）。他还在1882年发现了导致肺结核（一种肺病）的细菌，并在1883年发现了导致霍乱（一种因饮用不干净的水而使消化系统受到感染的热带疾病）的细菌。

路易斯·巴斯德听说了科赫的炭疽实验后，想知道对炭疽进行免疫（刺激身体保护自

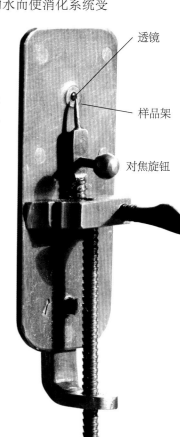

透镜

样品架

对焦旋钮

右图是荷兰科学家安东·范·列文虎克（Anton Van Leeuwenhoek，1632—1723）使用的显微镜。通过这个简单装置，他成为第一个看到细菌和其他微生物的人。但他一直保守着镜片制造的秘密。显微镜的发明开辟了新领域，但直到19世纪，医学家们才认识到微生物的重要性。

社会和发明

战胜天花

18世纪末，天花成为威胁人类的最大杀手。这种疾病会使病人全身产生畸形的脓疱，且致死率很高。当时，中国的医生已经知道如何给人们使用一种被弱化的毒株来保护他们免受更致命疾病的伤害了。之后，这种思想传播到了英国。在英格兰西部，人们注意到，从患病奶牛身上挤奶而染上牛痘（一种类似天花的疾病）的女工似乎对天花有免疫力。1774年，一位叫本杰明·杰斯蒂（Benjamin Jesty）的农民给他的妻子和两个儿子注射了从牛痘疮上流出的少量脓液，使他们免受天花的侵袭。很快，杰斯蒂的妻子和两个儿子对天花免疫的消息就传开了，一位名叫爱德华·詹纳（Edward Jenner，1749—1823）的英国医生也听到了这一消息。于是詹纳花了20年时间对奶制品工人进行观察研究，并在1796年，给8岁的詹姆斯·菲普斯（James Phipps）接种了牛痘疫苗。6周后，詹纳用天花病毒感染詹姆斯，但这个男孩没有发病，也就是说，疫苗使他获得了免疫力。

1966年，世界卫生组织（WHO）宣布将尝试消灭天花。超过600名世卫组织工作人员10年来奔波于世界各地。最后一个自然感染天花的人是一位名叫拉希玛·巴努（Rahima Banu）的三岁印度女孩。1975年，通过治疗，她活了下来。今天，唯一"幸存"的天花病毒被保存在几个高度安全的实验室里。

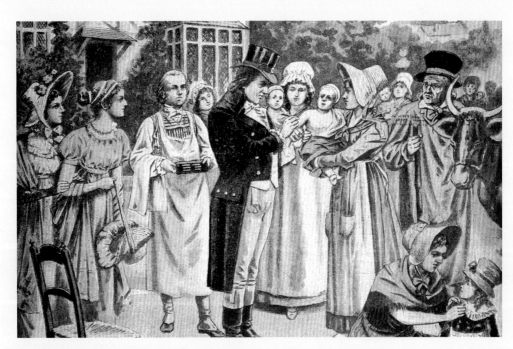

爱德华·詹纳给一个孩子注射天花疫苗。

与感染做斗争

在19世纪，大多数医生都没有意识到在治疗病人之前洗手或清洗设备的重要性。结果，开放性伤口经常发生感染而导致病人被截肢。约瑟夫·李斯特（Joseph Lister，1827—1912）是一位曾读过路易斯·巴斯德著作的英国外科医生，他知道把无菌条件引入医院可以减少感染。李斯特决定使用石炭酸作为抗菌剂（一种可以杀死细菌的物质），因为它曾被用来杀死污水中的细菌。1865年，他进行了第一次灭菌手术，病人是一位被手推车碾过后腿部出现多处骨折的11岁男孩。李斯特将小男孩的伤口用石炭酸清洗后，再用锡纸包好。结果，除皮肤被灼伤外，小男孩的腿完全愈合了。一开始，其他医生不接受李斯特的想法。然而，李斯特继续研制出了一种较弱的石炭酸喷雾剂，并于1871年在给维多利亚女王的一次手术中使用了这种喷雾剂。最终，他的方法被广泛采用了。

虽然抗菌剂使手术更加安全，但用来杀死细菌的刺激性化学物质也会使病人、外科医生和护士的皮肤和眼睛受到伤害。一个更好的解决办法是阻止细菌进入病人体内。这就是所谓的无菌手术——在病人进来之前，手术室里的所有东西都必须彻底清洁。外科医生的手和衣服都被彻底擦洗过，手术器械被放在一个房间里，并用高热的蒸汽处理，以杀死所有细菌。而现代外科医生戴的无菌手套、口罩和穿的长袍是由美国外科医生威廉·斯图尔特·哈尔斯特德（William Stewart Halsted，1852—1922）发明的。

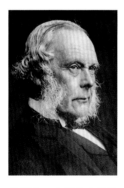

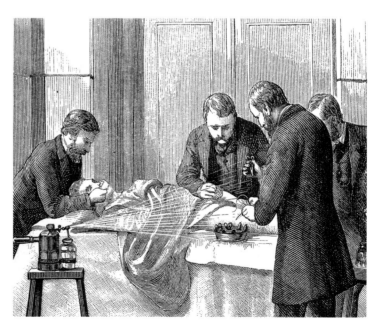

约瑟夫·李斯特在苏格兰的格拉斯哥皇家医院发明了他的消毒技术。右图为他穿着西装打着领结做手术。

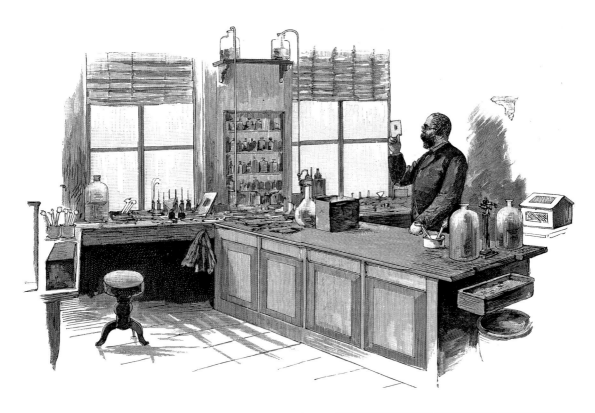

上图展示了 19 世纪 90 年代罗伯特·科赫在他的实验室里的场景。他的助手朱利斯·佩特里（Julius Petri）发明了培养细菌样本的浅盘，现在被称为培养皿。

己）是否具有可能性。在那个时候，唯一可以通过免疫接种来控制的疾病是天花。

1880 年，巴斯德开始研究狂犬病，这是一种致命的神经系统疾病。遗憾的是，他无法培育出导致这种疾病的有机体，因为它是一种病毒而不是细菌。虽然无法培养出病原体，但巴斯德通过给兔子注射从患病动物脊髓中提取的液体来制造狂犬病疫苗。兔子死后，他把脊髓弄干以减弱毒性。尽管他已经在狗的身上试验了疫苗，但仍然不确定其安全性，因为他不愿意在人身上进行试验。但是在 1885 年，一个叫约瑟夫·迈斯特（Joseph Meister）的 9 岁男孩被一只患狂

相关信息

- 1879 年，挪威医生格哈德·阿穆尔·汉森（Gerhard Armauer Hansen）发现了可导致神经损害性麻风病的病原菌。

- 1881 年，法国医生阿尔方斯·拉弗兰（Alphonse Laveran）发现了疟原虫，这是一种可引起疟疾的单细胞生物。

- 1894 年，法国微生物学家亚历山大·耶尔辛（Alexandre Yersin）首次发现了导致黑死病的细菌。

- 1905 年，微生物学家弗里茨·R.绍丁（Fritz R. Schaudinn）发现了导致梅毒（一种性传播疾病）的细菌。

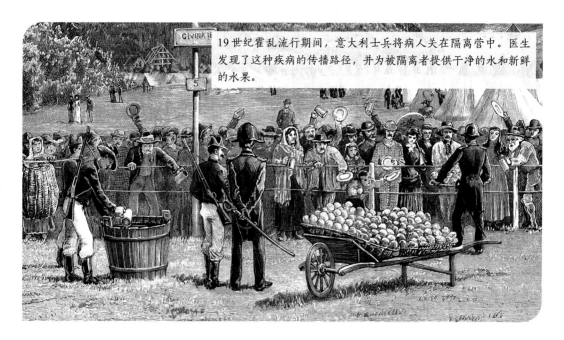

19世纪霍乱流行期间，意大利士兵将病人关在隔离营中。医生发现了这种疾病的传播路径，并为被隔离者提供干净的水和新鲜的水果。

犬病的狗咬伤，赶来寻求他的帮助。如果不治疗，这个男孩很可能会死去，因此，巴斯德在他身上使用了疫苗。这次治疗历时14天，最后男孩活了下来。科赫和巴斯德的工作证实了疾病的细菌理论，并指出了对抗细菌的方法。

巴斯德的实验

在1881年的一个著名实验中，路易斯·巴斯德给24只绵羊、1只山羊和6头奶牛注射了他的新疫苗。这是一种在108°F（42℃）的高温下生长后毒性减弱且无活性的炭疽菌。两周后，巴斯德给接种过疫苗的动物和同样数量的未接种疫苗的动物注射了活性炭疽菌。两天后，所有接种过疫苗的动物安然无恙，而未接种过疫苗的动物已死亡或快要死亡。这次实验的巨大成功使巴斯德名声大噪。同时，该实验也证实了他的理论，即细菌是许多疾病的起因。

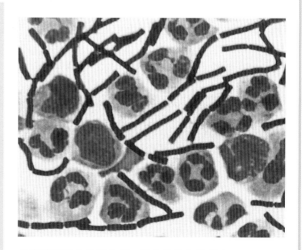

炭疽菌不但会伤害牲畜，还会导致人类死亡。

接种疫苗

人体不断受到细菌、病毒等致病微生物（病原体）的攻击，并通过免疫反应与之抗衡。除对抗病原体外，人体还会产生记忆细胞，使其能够在未来更快地检测和消灭同一类型的病原体。疫苗接种便利用了免疫反应的这一特征：

1 医生或护士将疫苗注射到人的血液中。这种疫苗是通过某种方式制成的无毒病原体。人的白细胞中含有能与疫苗结合的受体。

2 与疫苗结合的白细胞迅速分裂为产生抗体的浆细胞和记忆细胞。浆细胞向血液中释放大量抗体。

3 抗体与剩余疫苗结合形成团块，这些团块被巨噬细胞（另一种白细胞）吸收和破坏。

4 记忆细胞可在体内保存多年。如果遇到真的病原体，它们会更快地分裂，产生比以前更多的抗体来消灭这些病原体。这就是所谓的二次免疫反应。

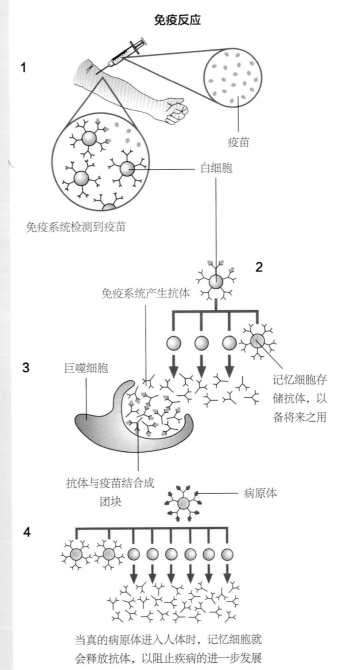

免疫反应

1 疫苗

白细胞

免疫系统检测到疫苗

免疫系统产生抗体

2 记忆细胞存储抗体，以备将来之用

3 巨噬细胞

抗体与疫苗结合成团块

病原体

4

当真的病原体进入人体时，记忆细胞就会释放抗体，以阻止疾病的进一步发展

这张简图显示了疫苗如何启动人体的自然免疫系统，来为抵抗疾病的侵袭做好准备。

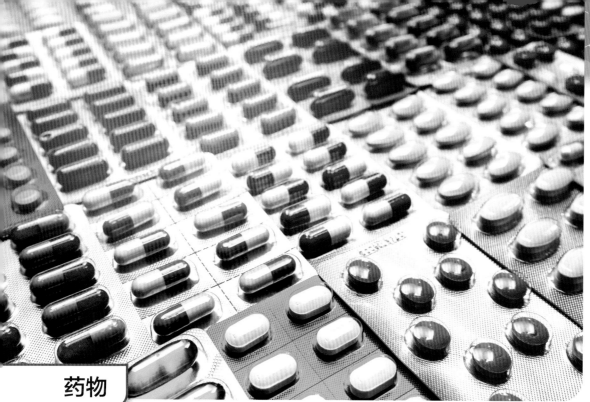

药物

药物是对身体的工作方式有特殊影响的物质，许多药物可以用来治疗或治愈疾病。

一些药物存在于食物和饮料中。咖啡因是一种强效的兴奋剂（能增加大脑的神经活动）和利尿剂（能增加尿量），它在茶、咖啡和一些软饮料中含量很少，但效果很强。酒精具有低毒性，可以引起严重的疾病。烟草烟雾中的尼古丁是一种极易上瘾的药物。虽然吸烟会导致许多疾病，但烟民却很难戒烟。药物具有治疗疾病的作用，可使身体处于更好的状态。例如，抗生素青霉素可以用来治疗由细菌引起的感染；服用阿司匹林等药物可以减轻疼痛。

灵丹妙药

到了19世纪90年代，德国细菌学家保罗·埃利希（Paul Ehrlich，1854—1915）认为，只要能找到合适的药物，就有可能通过使用这些药物来杀死侵入人体的细菌。这

口服药片是最容易的给药方式。这些药片是由无害的白垩物质制成的，可于胃中溶解，并释放出活性成分。

保罗·埃利希在20世纪初研发了第一种合成的杀菌药物。

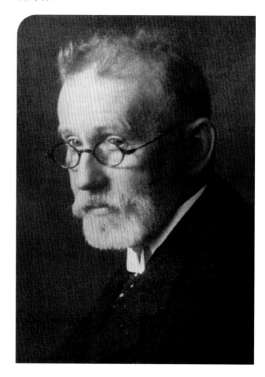

奎宁的故事

据传说，一位在安第斯山脉的高山上迷路的南美洲人发烧了。他跌跌撞撞地掉进了森林中一个死气沉沉的池塘里，喝了一口苦水解渴。这水之所以是苦的，是因为附近金鸡纳树树皮中的化学物质已经渗入了水中。当他从沉睡中醒来时，他已经退烧了。科学家们后来发现，金鸡纳树的树皮中含有一种叫作奎宁的物质（奎宁是以该树在当地的名称"奎纳-圭纳"来命名的）。这种药物可用来治疗疟疾。疟疾是一种由吸血蚊子传播的可导致发热的致命疾病。奎宁也是通宁水的调味剂。

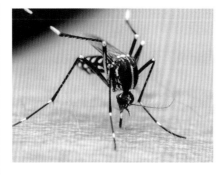

疟疾是由吸食人血的雌性蚊子传播的。

16世纪，西班牙冒险家来到南美洲。他们本是来淘金的，但最终却发现了在现代医学中最有用的药物。16世纪30年代，西班牙耶稣会牧师把树皮带回欧洲，在那里它被广泛用来治疗疟疾。印度和非洲的英国殖民者通过喝通宁水来抵御疟疾。然而，直到1820年，两位法国化学家皮埃尔·约瑟夫·佩莱蒂埃（Pierre Joseph Pelletier，1788–1842）和约瑟夫·比奈姆·卡文图（Joseph Bienaimé Caventou，1795–1877）才从金鸡纳树树皮中分离出了奎宁。

在第一次世界大战期间，奎宁被用来为受伤的士兵治疗。但此时，德国的供应被切断了，于是德国的化学家研制出了人造奎宁。他们首先设计了一种叫奎纳克林的药物。随后又设计了一种名为氯喹的更好的药物。之后，其他几种合成形式的人造奎宁也被制造了出来。然而，导致疟疾的寄生虫逐渐对大多数人造奎宁产生了抗药性，因此找到新的药物形式迫在眉睫。而奎宁作为一种天然物质，并不会以相同的方式激发抗药性，因此它仍然是抗击疟疾的重要物质。

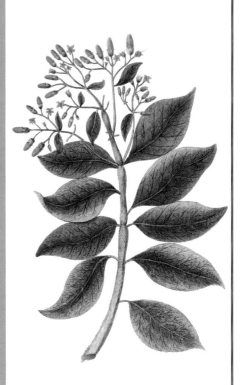

金鸡纳属植物的树皮中含有大量的化学药品。除奎宁外，这类植物还产生奎尼丁，它可用来帮助病人的心脏有规律地跳动。

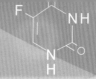

疟疾的传播

　　疟疾是由叫作疟原虫的单细胞寄生虫引起的。这种疾病通过吸血的雌性蚊子的叮咬传播，因此，预防疟疾的最好方法是防止被蚊子叮咬。蚊子在晚上很活跃，所以睡觉时使用蚊帐或在皮肤上抹驱虫剂可以避免被蚊子叮咬。如果确实被蚊子叮咬了，可以使用抗疟药物来杀死疟原虫。

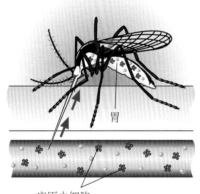

胃

疟原虫细胞

1 若一只蚊子叮咬一个感染了疟原虫的人，那么在它吸食的血液中也存在着一些疟原虫细胞。疟原虫细胞会在蚊子的胃里进行繁殖。

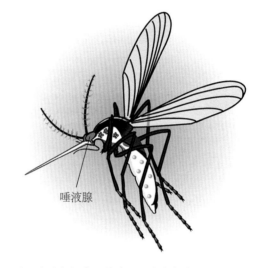

唾液腺

2 疟原虫细胞迁移到蚊子的唾液腺上。

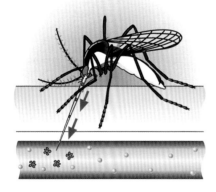

3 当蚊子去叮咬另一个人时，疟原虫细胞便随着蚊子的唾液进入那个人的血液。

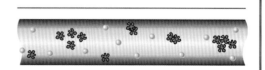

4 疟原虫细胞进入那个人的肝脏，在那里繁殖并形成寄生虫团。这些团块破裂并释放出新的疟原虫细胞，侵入红细胞，再次繁殖。红细胞破裂，引起发热，并释放更多的疟原虫细胞，感染更多的红细胞。侵袭、繁殖和破裂的循环继续，导致感染者出现周期性发热。

就是所谓的灵丹妙药理论：可以找到一种特定的化学物质，用来消灭特定种类的细胞或微生物。

埃利希特别关注梅毒，这是一种通过性接触传播的疾病。他决定寻找一种可以注射到病人体内的合成化学物质来杀死引起梅毒的细菌。他的日本助手秦佐八郎（Sahachiro Hata，1873－1938）测试了600多种物质，最终找到了有效的那个。1910年，这种物质被命名为砷凡纳明投入市场，成为第一个合成的灵丹妙药。虽然砷凡纳明确实有效，但需要病人接受一系列痛苦的注射治疗。后来，服用青霉素片被证明是治疗梅毒更有效的方法。

磺胺类和青霉素类

20世纪二三十年代，许多科学家试图寻找其他的灵丹妙药，用来治疗常见的、威胁生命的传染性肺病，如肺炎和肺结核。遗憾的是，许多看起来可行的化学物质被证明对人体细胞有害，或者一旦细菌开始在体内

草药疗法

药物的使用已经有几千年的历史了。中国人在5000多年前就开始使用草药（将植物用于医疗目的）。到公元前1500年左右，古埃及人开始使用树脂和植物汁液来治疗许多疾病。在这些药物中，有些有效，且沿用至今；但另一些，比如让病人服用一种叫"鹿食草"的有毒草药以催吐，却是非常有害的。在希腊医生迪奥斯科理斯（Pedanius Dioscorides，公元40年－公元90年）写的一本书中，提到了500多种草药。

在一段被称为西方文明黑暗时代的时期（大约在公元500年－公元1100年），医学的进步依赖于东方文化。医生发现了有效的草药，而炼金术士——第一批化学家，则发现了更好地提取、纯化和管理药物的方法，从而使治疗更有效。然而，直到19世纪，药物的使用才开始成为一门精确的科学。

社会和发明

避孕药

在过去的50多年里，避孕药是一种对社会产生重大影响的药物。每天服用，每个月坚持3～4周（取决于避孕药的种类），就可以防止怀孕。这种避孕药最早是在20世纪50年代末被研发出来的，它含有合成的黄体酮（黄体酮是一种激素，有抑制排卵的作用）。许多专家认为避孕药是导致20世纪60年代西方社会发生重大社会变革的关键因素之一。女性决定是否生孩子或何时生孩子的能力将对她们更好地控制自己的生活产生重大影响。

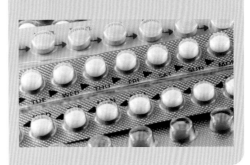

繁殖，它们就不起作用了。

1932 年，德国细菌学家格哈德·多马克（Gerhard Domagk，1895—1964）发现一种名为偶氮磺胺的红色染料可以杀死一种引起败血症的细菌。20 世纪 30 年代末，法国、英国和美国的研究人员研发了一系列对细菌性疾病有效的药物，被统称为磺胺剂，或磺胺类药物。在 20 世纪 40 年代早期，这些药物一直处于治疗的重要地位，直到第二次世界大战后被青霉素等抗生素所取代。

心理作用

20 世纪 50 年代以前没有治疗精神疾病的药物。在 20 世纪 40 年代末，法国外科医生亨利·拉博特（Henri Laborit）试图寻找一种药物，以使焦虑的患者在术前平静下来。他发现氯丙嗪是一种非常有效的药物。法国精神病学家让·德雷（Jean Delay）和皮埃尔·丹尼克（Pierre Deniker）很快发现，氯丙嗪对患有精神分裂症和双相情感障碍的人有效。在6种可控制极端行为的药物中，氯丙嗪是最先被发现的。这些药物可允许精神病患者离开医院，居住在社区中。到20世纪60年代末，仅在北美洲就有数十万名精神病患者通过药物治疗成功出院。

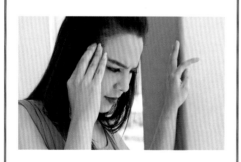

药物可以通过减少焦虑和偏执来改变人们的思维方式和感受。

弗莱明和青霉素

著名的英国细菌学家亚历山大·弗莱明（Alexander Fleming，1881—1955）是第一个抗生素——青霉素的发现者。青霉素是一种由真菌产生的、可杀死或固定细菌的天然物质。一天，弗莱明漫不经心地瞥了一眼用来培养细菌的盘子，发现其中一个盘子上长着霉菌，但在霉菌周围却没有细菌菌落的生长，这就像是霉菌产生了某种东西，阻止了细菌的生长。弗莱明通过一系列的实验证

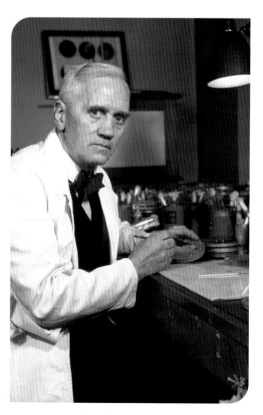

亚历山大·弗莱明在培养细菌的盘子上发现了霉菌，之后他意外地发现了青霉素的功效。

明，霉菌产生的一种物质可以杀死几种能导致常见疾病和危险感染的细菌，这其中也包括导致脑膜炎的细菌。弗莱明接着证明，这种他称之为青霉素的物质对实验动物如老鼠无害。他甚至用一些霉菌提取物成功地治疗了一位同事的眼睛感染。

此后，弗莱明并没有进一步对该药进行研究。而英国生物学家霍华德·弗洛里（Howard Florey，1898—1968）和德国生物化学家恩斯特·钱恩（Ernst Chain，1906—1979）领导的英国牛津大学的科学家团队继续对该药进行研究。1940年，他们成功地提纯了青霉素，并在老鼠和人身上测试了它的有效性。然而，由于正是战时，资金和资源都

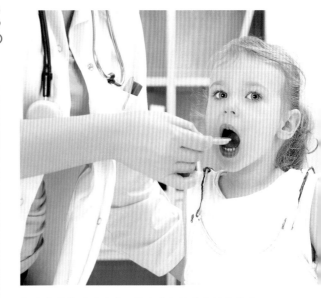

抗生素通常用于儿童，因为他们的身体更容易受到细菌的攻击。

抗生素

抗生素分为两种类型，每种类型以不同的方式攻击致病菌。抑菌抗生素，可以防止细菌生长，从而给人体免疫系统充足的时间来杀死细菌并治疗感染；杀菌抗生素，如青霉素，则能有效地杀死细菌。

1 杀菌抗生素通过攻击细菌的保护性细胞壁来破坏细菌。这使得细菌的细胞无法维持其外部屏障，从而导致这些屏障解体。

2 屏障解体后，水分大量流入细菌细胞内。

3 流入细菌细胞内的水分使细菌细胞爆裂。

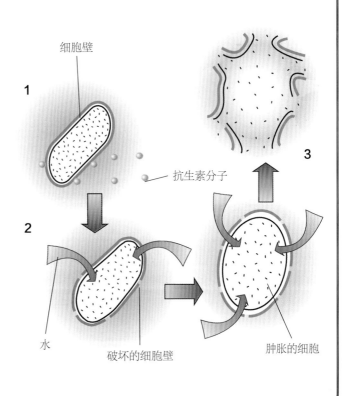

细胞壁
抗生素分子
水
破坏的细胞壁
肿胀的细胞

很稀缺，因此他们只能生产少量的药物。于是，弗洛里和钱恩去美国寻求大量生产青霉素所需的资金。到1944年欧洲战争接近尾声时，已有足够的青霉素来治疗所有受伤的盟军士兵了。1945年后，青霉素在老百姓中得到了广泛应用。

很快人们发现青霉素可对抗多种细菌，包括那些可引起败血症的常见细菌。此后，人们在各种微生物中发现了几十种其他抗生素，且新的抗生素也被制造了出来。然而，抗生素也有缺点。抗生素的应用太过广泛，甚至经常被放在动物饲料中，来防止农场动物受到感染，以致许多细菌对某些抗生素产生了抗药性。科学家们必须找到或设计出新的抗生素来对抗不断产生抗药性的细菌。如果他们做不到这一点，就会出现严重的危险，即回到抗生素出现之前的时代，且没有什么药物可以杀死最危险的细菌。

止痛

除治疗疾病外，许多治疗日常疼痛如头痛、牙痛和关节炎（关节处发生的炎症）

绣线菊属植物可产生一种天然的阿司匹林。

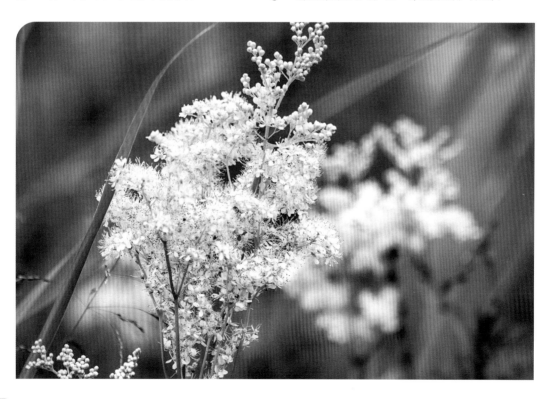

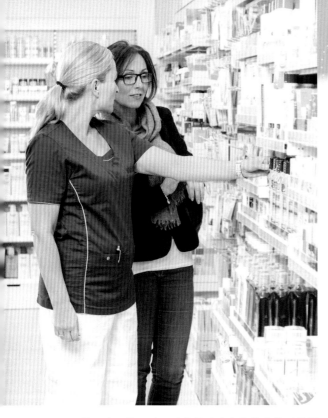

像阿司匹林、对乙酰氨基酚和布洛芬这样可缓解头痛和其他轻微疼痛的药物，在药店都可以买到。

的药物也被研发了出来。19 世纪 20 年代，瑞士科学家约翰·帕根斯特赫（Johann Pagenstecher，1783—1856）在草甸树中发现了一种止痛物质，这种物质后来被称为水杨酸。1853 年，法国蒙彼利埃大学的化学教授查尔斯·弗雷德里克·格哈特（Charles Frédéric Gerhardt，1816—1856）发现了这种新药的结构。遗憾的是，水杨酸会严重刺激胃壁，只用于疼痛严重且可耐受副作用的人。

水杨酸的其中一个使用者是德国的赫尔·霍夫曼（Herr Hoffman），他患有严重的关节炎。赫尔·霍夫曼的儿子菲利克斯·霍夫曼（Felix Hoffman，1868—1946）是拜耳制药公司的一名化学家，他决定改良水杨酸来帮助他的父亲。菲利克斯研发了一种名为乙酰水杨酸的新药，这个药使他父亲度过了患病以来的第一个"无痛之夜"。1899年，这种药被命名为阿司匹林。此后，阿

沙利度胺悲剧

20 世纪 50 年代，在德国格仑南苏制药厂工作的化学家威廉·昆兹（Wilhelm Kunz）发明了一种叫作沙利度胺的化合物，它似乎是理想的安眠药。沙利度胺的效果很好，似乎没有什么副作用。然而，在 20 世纪 50 年代末，关于它的副作用的报道开始出现。1961 年，澳大利亚医生威廉·麦克布赖德（William McBride）报道了一个悲惨的消息：一些在怀孕早期服用沙利度胺的孕妇生下的孩子出现了胳膊和腿部畸形。到 1962 年底，这种药物被收回了，但在全世界范围内已有 7500 名沙利度胺儿童出生。这一事件引发了各个国家对新药检测程序的强化。1962 年美国国会通过了一项重要的药物修正案。沙利度胺现在在受控条件下用于治疗麻风病、癌症和免疫系统紊乱。

司匹林一直都是市面上最常用的非处方止痛药。直到 20 世纪 80 年代，对乙酰氨基酚（又称扑热息痛）的销量才超过了它的销量。

寻找新的药物

制药公司主要采用四种方法来寻找神奇药物。第一种是模仿或使用已经被认为有用的天然物质。如今这方面的机会很少，因为大多数传统药物已经被研究过了。第二种方法是复制现有的药物，但稍微改变它的结

构，以使它变得更好。第三种方法是根据人体的工作原理设计特制药物。第四种方法是简单地筛选数千种有机体中有用的化学物质。今天，制药公司在热带雨林和珊瑚礁中搜寻含有特殊化学物质的动植物，以期将这些化学物质用于医药。然而，对这些物质的发现既带来了希望，也伴随着威胁。例如，如果在珊瑚礁海绵中发现一种抗癌药物，并且这种药物被证明是有效的，那么就存在一个问题：如何在不使海绵灭绝的情况下大量生产这种药物？

设计类似于天然物质的合成性化学物质通常被视为医学研究前进的方向。另一种选择是使用基因工程技术——让一种容易生长的有机体产生所需的化学物质。人们正在研发越来越有效的药物来治疗一些疾病，例如艾滋病和癌症等。未来的基因疗法有可能治愈遗传性疾病。

研究具有未知作用的物质是存在风险的，因此研究人员会保护自己免受伤害。

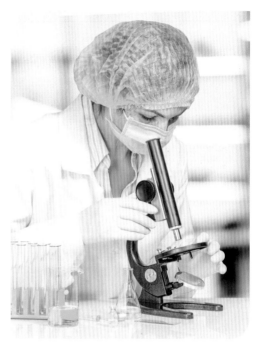

新药在用于人体之前首先要在动物身上进行试验。此外，血液测试和其他监测手段可明确药物是否会造成伤害或痛苦。

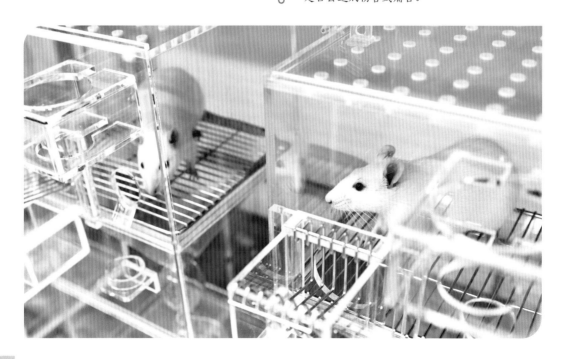

医院药房的药物

　　这张表列出了一家典型医院里存在的一些药物。这些药物的形式多种多样：片剂溶解在消化系统中，其活性成分被人体吸收；注射剂的应用更直接，也方便达到局部效果。此外，还有喷剂、吸入剂、霜剂和栓剂。

类型	用途	作用
止痛药 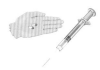	• 非麻醉性止痛药（如阿司匹林和布洛芬）可短期缓解中度疼痛。 • 麻醉性或鸦片类止痛药（如可卡因和吗啡）可短期或长期缓解剧烈疼痛。	• 终止炎症部位的疼痛反应。 • 抑制大脑记录疼痛的能力，但也会导致困倦。
麻醉剂 	• 全身麻醉剂可以消除所有的感觉，这样病人可以在昏迷的情况下接受大手术，而感觉不到疼痛。 • 局部麻醉剂会消除身体一个区域的感觉，例如使病人在拔牙时感觉不到疼痛。	• 抑制神经系统。 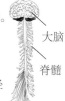 大脑 脊髓 中枢神经系统
抗生素 	• 抗生素可对抗引起疾病的细菌。	• 抗生素可杀死细菌，也可阻止细菌繁殖。
抗肿瘤药物 	• 肿瘤切除术后或化疗期间使用该类药物治疗癌症。 癌细胞	• 可杀死所有正在分裂的细胞，这既包括癌细胞，也包括骨髓中的健康细胞。因此，这些药物都有相当大的副作用。
抑制药 	• 镇抑剂减少紧张和忧虑。 • 镇静剂使人昏昏欲睡。	• 抑制药会减少神经系统的活动，但有成瘾性。
免疫抑制剂 	• 预防自身免疫（"自我"造成的）疾病。在这类疾病中，人体免疫系统的白细胞攻击身体中无害的细胞，从而对人体造成损害。 • 帮助防止移植排斥。	• 免疫抑制剂会干扰白细胞的产生和活动，因此也会增加感染和癌症发生的风险。

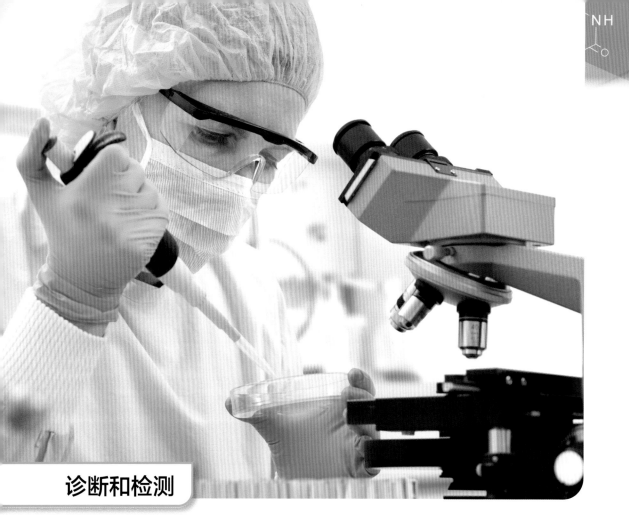

诊断和检测

诊断是明确一个人所患疾病的性质和原因的过程。在古代，诊断较为粗糙，且大多基于猜测。如今，诊断和检测是一门更加精确的科学。

公元前 400 年，中国的医生就已经接受过诊断训练了。在诊断一种疾病时，中国医生首先检查病人双侧手腕的脉搏。他们认为疾病是阴（黑暗、潮湿的能量）和阳（明亮、干燥的能量）两种力量不平衡所致的。他们通常使用针刺疗法，即将细针插入身体的特定部位，以及草药疗法，即使用植物治疗疾病。

在中世纪的欧洲，关于诊断和治疗疾病的观念与古希腊和古罗马时代相比几乎没有什么变化。四种体液理论仍然被用作诊断依据，尽管它已经转变为肤色或气质理论

医生可以从病人的血液中得到很多信息。血液中所含的化学物质可作为感染、中毒或遗传问题的证据。

了。例如，一个有太多黑色胆汁的人是忧郁型的（悲伤或沮丧）。在古希腊和古罗马时代，诊断可能需要一定时间。欧洲的医生会倾听病人讲述病情、检查病人的脉搏，有时还会做详细的身体检查。他们的治疗方法包括：给病人服用草药，使其呕吐以排出多余体液；控制性放血以排出多余血液，从而使病人的身体恢复体液平衡。

缓慢的发展

更复杂、更成熟的诊断方法则发展得较慢。17 世纪，第一批显微镜出现了。早期的科学家，比如意大利比萨的生物学家和医学教授马尔切洛·马尔比基所使用的显微

社会和发明

处于平衡中的身体

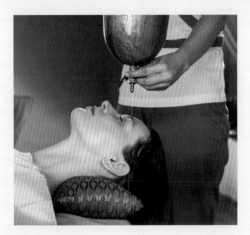

印度式头部按摩时，温热的油滴在头部。其目的是放松和重新平衡身体内的元素。

古印度的医生认为人体由四种物质组成：血（Rakta）、黏液（Kapha）、胆汁（Pitta）和风（Vayu）。所有的疾病都是由这些神秘物质的不平衡引起的。到了公元前3世纪，古希腊人将这种思想与其他来自早期古埃及人的观点进行了结合。古希腊的医生认为一个人的健康来自体液的平衡，这些体液与自然界的四个基本元素相对应，例如血液携带空气，黄色胆汁充满火焰，黑色胆汁含有泥土，黏液中充满水分。每种体液都有其独特的个性。黏液与湿冷有关。寒冷天气带来的过多黏液被认为会导致感冒和流感。

社会和发明

触诊

现在的医疗技术先进，可以帮助医生做出准确的诊断。医生可以通过高倍显微镜采集和观察组织样本；可以采集许多种类的标本，并对它们所含的任何微生物进行培养鉴定；可以分析体液中详细的化学成分；也可以对人体本身进行扫描。然而，医生常常通过给病人查体并问问题来做出初步诊断。现在，即便计算机数据库和决策程序可以帮助医生做出准确的诊断，但辅助工具永远不会完全取代医生的人工触诊。

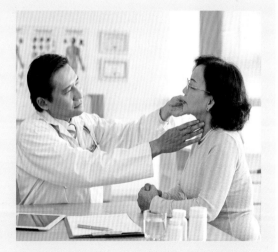

仅仅通过看和触摸，医生就可以知道病人的嗓子痛是否需要治疗。

镜可以显示出被称为毛细血管的微小血管。然而，直到200年后，法国化学家和微生物学家路易斯·巴斯德和德国细菌学家罗伯特·科赫的开创性工作才发现了只能通过显

波检测

到了20世纪初，科学家和医生们渴望检测任何可能对身体损伤或疾病的诊断有用的理化指标。1903年，荷兰科学家威廉·爱因托芬（Willem Einthoven，1860—1927）完成了首次心电图（ECG）检测。心电图检测是对心脏电活动的记录。爱因托芬所使用的设备叫作弦式电流计，体积很大。但到了1928年，只有14千克的便携式设备便已投入使用。20世纪20年代，德国生物学家汉斯·伯格（Hans Berger，1873—1941）采用弦式电流计检测了脑电波。这也促成了20世纪40年代脑电仪的出现。脑电图用来检测癫痫和脑损伤患者的大脑活动。

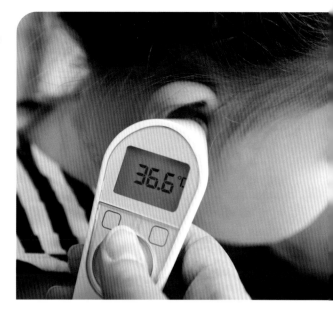

医生用电子体温计来测量病人的体温。这种体温计可在几秒内给出标准的体温数值。

微镜观察到的细菌和原生生物（微小的单细胞生物），并将它们与特定疾病联系起来。

在当时，诊断学的另一个问题是对人体化学知识的普遍缺乏。后来发现，诊断许多疾病的最佳方法是分析人体内的物质。例如，尿液中的蛋白质可能提示肾脏出现了问题。然而，在18世纪末，化学仍处于发展初期阶段。

体征和症状

尽管在诊断方面仍存在局限性，但到18世纪末，欧洲医学已经变得更加科学了。医生们进行着各种实验和详细的观察，并仔细记录病人的体征（医生能看到或检测到的）以及症状（病人能告诉医生的感受）。

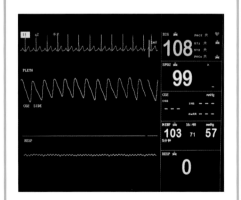

心脏的电活动可以被计算机分析，并显示在屏幕上，然后被打印出来。

体温计

体温计是一种重要的医疗设备，用来测量病人的体温。16世纪末，许多意大利科学家都研发出了体积很大的体温计。意大利天文学家伽利略·伽利雷（Galileo Galilei，1564—1642）就是其中之一，他以关于太阳系的理论而闻名。18世纪早期，德国物理学家丹尼尔·加布里埃尔·华伦海特（Daniel Gabriel Fahrenheit，1686—1736）发明了他著名的温标。然而，直到1867年，英国内科医生托马斯·克利福特·奥尔巴特（Thomas Clifford Allbutt，1836—1925）才研制出了第一个可快速准确记录体温的小水银体温计。在此之前，标准体温计的长度超过25厘米，需要20分钟才能记录下体温。体温测量很快就成了标准的医学检查手段。体温升高被视为发热的明确体征，而发热又是许多疾病的常见症状。

一种老式的血压计，用来测量血压。

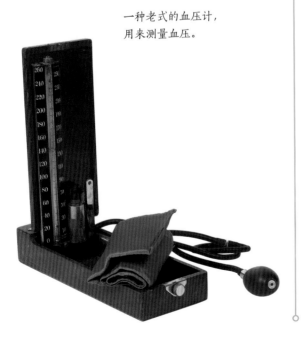

内镜

内镜是一种通过体表开口进入人体的仪器，其最早的版本出现于1828年。当时，法国医生皮埃尔·塞加拉斯（Pierre Ségalas，1792—1875）为了看到膀胱的内部而设计了一种中空的金属管。20世纪50年代，光纤技术发展起来后，内镜操作便成了临床常规手段。到1965年，英国雷丁大学的哈罗德·霍普金斯教授（Harold Hopkins，1918—1994）发明了一种可以产生清晰的放大图像的内镜。现代内镜是长而灵活的，其内部包含数百个微小的玻璃纤维束（光纤），可将光传送到其尖端。内镜的尖端装着一个微型相机，以将图片传递到屏幕上。此外，尖端也可装备微型手术器械，以采集组织样本辅助诊断。例如，剪刀可剪断组织并去除生长物，刷子可采集细胞样本进行分析，激光可"烧掉"生长物。水和空气供给管允许医生清洗和吹干正在检查的组织。内镜也可用于手术，这种手术被称为锁孔手术或微创手术。微创手术能最大限度地减少手术对周围组织的损伤，使病人恢复得更快。

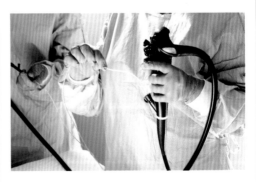

外科医生将引流管送入内镜中。该设备的手柄有几个把手和开关，用于控制其柔性尖端的工具。

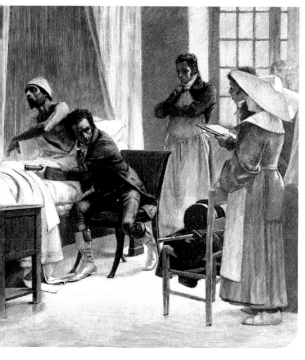

19世纪早期，听诊器的发明者勒内克（René Laënnec，1781—1826）对病人的内脏进行听诊。

看见身体内部

听诊（通过胸腔听呼吸音和心音）是一种诊断方法，其历史可追溯到古希腊时代。今天，我们熟悉的带有杯式听头和耳件的管状橡胶装置被称为听诊器。听诊器的首次使用被认为是法国医生勒内克于1816年完成的。故事是这样的：当时，他要对一位异常肥胖的女士进行心脏听诊。他这次没有直接将耳朵贴在病人的胸前（平时的做法），而是把一卷纸卷进一个圆筒里来听她的心音。结果，这种操作出人意料地有效。之后，勒内克很快就用一个木制装置取代了纸模型。1852年，美国医生乔治·P. 卡曼（George P. Cammann，1804—1863）在此基础上进行了改进，增加了管道和听筒（每个耳朵各一个听筒）。

1895年11月，德国出生的荷兰物理学家威廉·伦琴（Wilhelm Röntgen，1845—1923）发现了X射线，这是一种穿透力很强的电磁射线。到1898年，英国军队在苏丹使用一台移动X射线设备来为受伤士兵的骨折部位进行定位。当时人们还没有意识到X射线可能是危险的，而用于扫描的辐射剂量直到很久以后才开始减少。

此后，科学家们研发了许多新的、更安全的扫描技术。超声波扫描使用非常高频的声波，这些声波可显示人体内部结构的回声。1952年，美国内科医生罗伯特·李·怀尔德（Robert Lee Wild）制作了第一幅人体内部的超声波图像。几年后，英国内科医生伊恩·唐纳德（Ian Donald，1910—1987）首次用超声波检查了孕妇子宫内的胎儿。

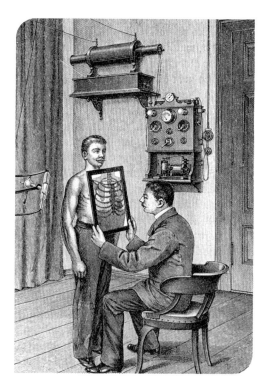

医生用早期的X射线设备检查病人的胸腔内部。X射线从病人背后穿过身体，照射到感光板上。

超声波扫描

超出人类听阈范围的更高频声波被称为超声波。超声波被小物体反射，形成回声，可以用来产生人体内部器官的图像。在超声波扫描仪中，换能器通常是一个手持设备，在身体外部（例如孕妇的腹部）移动来扫描身体内部；涂抹于皮肤上的一层凝胶有助于波的传播。换能器将电能转换成超声波，返回的超声波被换能器转换成电脉冲。随后计算机对数据进行解释，并根据脉冲的强度和回声的方向，生成扫描对象（孕妇体内的胎儿）的图像。

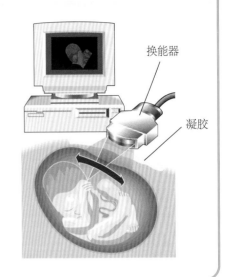

换能器

凝胶

X射线摄影与计算机断层扫描

X射线是一种电磁辐射。因为X射线会使摄影胶片变暗，并能穿透光线无法到达的地方，所以可以用来拍摄骨骼、器官和组织的图像。X射线机用高速电子束撞击钨靶产生X射线。X射线束穿过病人的身体，照射到一张照相底片上。骨骼可吸收大量的X射线，在胶片上显示为白色的"阴影"。其他组织则吸收较少的X射线，所以显示为灰色区域。计算机断层扫描（CT）是指对人体的横截面或切面进行一系列的X射线照射。电子传感器（而不是照相胶片）检测通过的X射线，并将数据直接发送给计算机。计算机将这些图像结合起来，生成所扫描器官的三维图像。

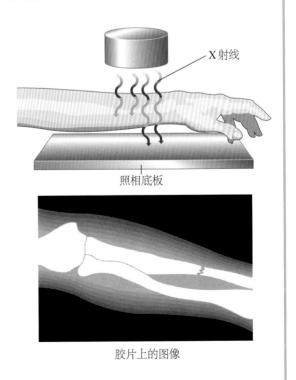

X射线

照相底板

胶片上的图像

39

磁共振成像

磁共振成像（MRI）依赖于氢原子在强磁场中共振（摆动）并发出无线电波的趋势。在做磁共振成像检查时，病人躺在一个平台上，平台里面是一个巨大的空心磁铁。平台的角度可以针对身体的特定区域进行调整。检查开始后，一个磁场被施加到受检者的身体上，使其体内氢原子的质子像微小的磁铁一样，朝同一个方向排列（在正常情况下，这些质子的排列方向是随机的）。当磁共振成像机发射一束无线电波时，质子会被短暂地打乱排列。而当质子重新排列时，它们所发出的微弱无线电信号就会被机器的无线电波接收器收到。随后，计算机分析这些信号，并根据检测到的信号的长度和强度，生成被扫描组织的横截面图像。磁共振成像可以"透视"骨骼和器官，提供肿瘤、关节、血管以及大脑灰质和白质的详细图像。

病人不得在磁共振成像机中佩戴任何金属首饰。否则，巨大的磁力会把它从身体上"吸"下来。同时，体内的金属植入物也可能四处移动，造成疼痛或内部损伤。

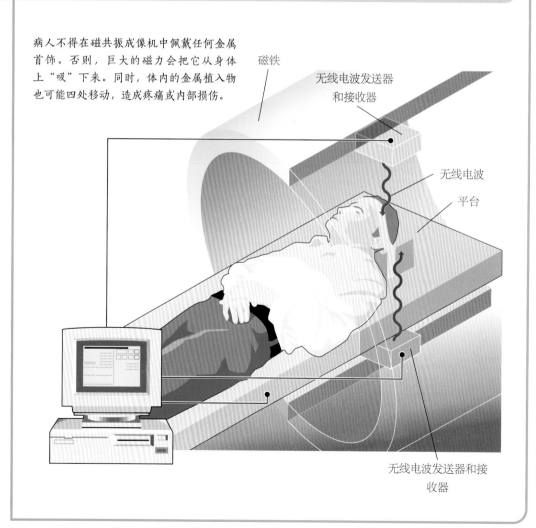

磁铁

无线电波发送器和接收器

无线电波

平台

无线电波发送器和接收器

1972年，美国物理学家阿兰·麦克莱德·科马克（Allan MacLeod Cormack，1924—1998）和英国的计算机专家亨斯菲尔德（Hounsfield，1919—2004）将X射线和计算机技术结合了起来。他们开发的技术被称为计算机断层扫描。它比传统的X射线技术灵敏100倍，可以检测小肿瘤和血栓。CT为其他扫描方法如正电子发射计算机断层成像（PET）铺平了道路。

磁共振成像

1977年，美国内科医生雷蒙德·达马迪安（Raymond Damadian）利用一种叫作磁共振成像的技术拍摄了人体内部的第一张照片。磁共振成像不涉及X射线或放射性物质，因此是一种特别安全的方法。它能有效地生成肌肉和神经等软组织损伤的图像，并能像PET一样提供有关组织生物活性的信息。遗憾的是，现代的扫描方法，如PET、CT和MRI，均价格昂贵，且只能在大医院进行。在较贫穷的国家和地区，医生们仍然依赖于更古老、更便宜的方法。

诊断三步骤

- 诊断的第一步是倾听病人对病情的描述，并询问病人的家族病史。
- 在对病人进行身体检查后，医生的脑中就出现了病人可能患有哪些疾病的简短清单。
- 然后医生采集病人的组织、血液或尿液样本，并送至化验室检测以明确诊断。

正电子发射计算机断层成像

在进行正电子发射计算机断层成像检查时，病人身体的一部分（例如头部）被置于一个传感器环中。检查前，医生会向病人血管内注射一种微放射性物质，这种物质会释放正电子（带正电荷的电子）。放射性物质聚集在身体的生物活性部位，如大脑中。正电子与脑组织中的电子相撞就会发射出 γ 射线。γ 射线是一种短波电磁辐射。这些传感器探测到射线的出现点后，计算机便对数据进行分析，并产生大脑切面图像。PET能提供有关功能和结构的信息，例如，判断一个人工作、倾听、阅读或睡觉时，他大脑的哪些部分是活跃的。因此，PET通常被用来检测肿瘤和检查精神病患者的大脑功能。

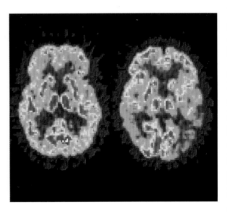

PET可以显示大脑的哪些部分在某一时刻处于活动状态，这意味着医生可以看到控制身体不同部位的区域。

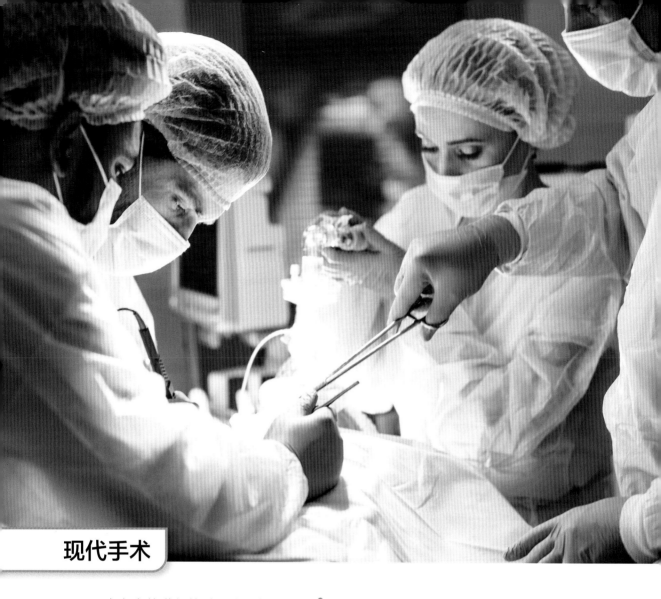

现代手术

医生自古就进行外科手术。第一次有记录的外科手术发生在 7000 年前。然而，在现代，即便有了抗菌剂和麻醉剂，外科手术也并非完全没有风险。

早期的手术包括切除身体的某个部分和为受伤者进行缝合。在手术中，医生通常不敢往深处切，因为如果切得太深，病人就会在手术过程中因流血过多而死。早期成功的人体内部手术之一是胃癌根治术。该手术是由维也纳外科医生西奥多·比尔罗特（Theodor Billroth，1829—1894）在 19 世纪中期完成的。他的经典著作《普通外科病理学和外科学》（1863）为其确立了"现代腹

外科医生并不是单独工作的。护士和其他医生会协助主刀医生，且帮助病人减少痛苦。

部外科学奠基人"的地位。直到今天，比尔罗特开创性的手术仍然是胃病的标准治疗方法之一。

20 世纪，许多外科医生研发出了移植器官和输血的方法。人造器官和生命支持系统也彻底改变了医学，拯救了无数人的生命。

机器时代

在免疫抑制药物被研发出来以防止移植物产生排斥反应之前，医生们就已经开

始寻找成功移植器官的方法了。他们制造了一些机器，可以在病人找到捐赠者之前，"接管"其受损器官的工作。1914年，约翰斯·霍普金斯医院的一个科研小组发明了第一台人造肾，或称透析机，并在患有肾病的狗身上进行了实验。然而，这项实验后来很快被大家遗忘了，除了荷兰的一位名叫

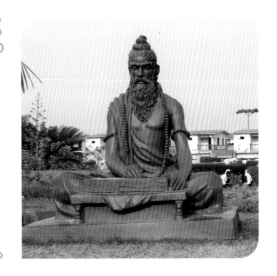

苏什鲁塔（Sushruta）是一位大约2800年前的古印度医生，他发明了许多外科手术工具。他通过手术治愈了失明的病人，他甚至还做过鼻子整形手术。

组织排斥性

1628年，英国科学家威廉·哈维发现人体内含有固定体积的血液。如果病人失血过多，就会因此而死，所以医生通过为失血者输入另一个人的血来补充其血液。然而，病人常常对输入的新鲜血液产生可怕的反应。1900年，美国科学家卡尔·兰德斯坦纳（Karl Landsteiner，1868—1943）发现这种反应与血型不符有关。病人只能接受与自己同一类型的血液，任何其他类型的血液的输入都会导致危险的血栓形成。

免疫系统也攻击或排斥移植器官。移植器官的表面被一种名为抗原的蛋白质标记物覆盖，以表明它来自体外。第一个预防移植组织排斥反应的药物是可的松。1951年，可的松被用来延长皮肤移植者的寿命。1958年，第一例在非同卵双生子之间进行的成功的肾移植手术采用了放射疗法。射线会杀死白细胞，但也会攻击移植器官。目前，抗排斥反应的主要药物是环孢霉素。1972年，J. F. 博雷尔（J. F. Borel）发现了这种药物的惊人特性。

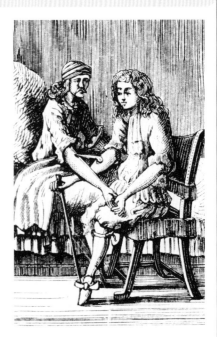

一位17世纪的医生通过一根连接手臂血管的管道把他自己的血液输给病人。

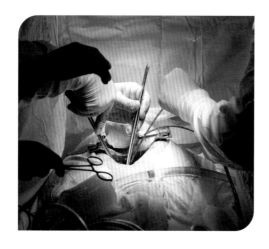

威廉·科尔夫（Willem Kolff，1911−2009）的医生。1943年，科尔夫发明了一种用于人体的肾透析机，并用肠子来做透析管。1950年，理查德·H. 劳勒医生（Richard H. Lawler，1895−1982）进行了第一次成功的肾移植手术，术后病人存活了下来。

几位外科医生正在进行心脏手术。20世纪末，使心脏、肺和身体其他部位之间的血流停止和重新开始的难题终于得到了解决。

ABO 血型和输血

按照ABO血型系统，人的血型共有4种：A、B、AB和O型。如果A型血的人在输血时接受了B型血，那么结果将是致命的。A型血的人体内会产生抗B抗体，这种抗体可"攻击"B抗原（B型血细胞上的抗原），从而使血液凝结。AB型血的人既不产生抗A抗体，也不产生抗B抗体，因此他们可以接受A、B、AB或O型血。而O型血的人同时产生抗A和抗B抗体，所以他们只能接受O型血。在临床实践中，只要有可能，就要给出匹配的血型。除ABO血型系统外，还有其他的血型分类系统，例如Rh血型系统，这在配血型时也需要考虑。

	A型血供血者（抗B抗体）	B型血供血者（抗A抗体）	AB型血供血者（既没有抗A抗体，也没有抗B抗体）	O型血供血者（同时有抗A抗体和抗B抗体）
A型血受血者（抗B抗体）	正常	凝固	凝固	正常
B型血受血者（抗A抗体）	凝固	正常	凝固	正常
AB型血受血者（既没有抗A抗体，也没有抗B抗体）	正常	正常	正常	正常
O型血受血者（同时有抗A抗体和抗B抗体）	凝固	凝固	凝固	正常

正常的血液　　凝固的血液

心脏移植要困难得多。在心脏移植手术中，医生必须在几个小时内将病人的心脏取出并将外源心脏移植进去。此外，还有一个问题就是在手术进行的过程中，如何使血液在病人的全身持续循环。1930年，美国的外科医生约翰·H. 吉本（John H. Gibbon，1903—1973）研发出了可在手术期间将氧气泵入病人血液中的心肺机器。1954年，吉本在该机器的帮助下，对一个19岁的女孩施行了手术。手术过程中，在机器的辅助下，女孩存活了27分钟。1961年，美国外科医生诺曼·舒姆韦（Norman Shumway，1923—2006）发明了一种机器，它能使病人的血液在术后持续流动，直到新的

透析机

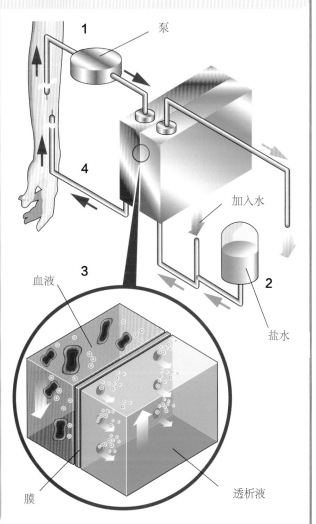

透析机需要执行肾脏的常规工作，即过滤血液中的废物，并排出体内多余的液体。原本这些液体会被输送到膀胱，最终以尿液的形式排出体外。

1 从病人身上抽取血液，然后泵入透析机。

2 透析机内含有一种被称为透析液的液体。透析液由水、盐和其他溶液组成。

3 透析机内有一层带有小孔的膜，可将血液与透析液分开。废物和多余的液体从血液进入透析液，再由透析液带走。

4 净化后的血液返回至病人体内。

透析可以在门诊进行，也可以在病人家里进行。在首创于20世纪70年代的另一种透析方式中，病人只需连接到一袋透析液上，其体内的腹膜便可过滤血液，而不需要将血液泵出体外。

泵

加入水

盐水

血液

膜

透析液

心脏开始工作。这也促使南非外科医生克里斯蒂安·巴纳德（Christiaan Barnard，1922−2001）于1967年进行了第一次人对人心脏移植手术。

除心脏手术外，20世纪还出现了使受损心脏继续工作的新方法。查尔斯·安东尼·赫夫纳格尔（Charles Antony Hufnagel，1916−1989）设计出了第一个人造心脏瓣膜，并将其植入了病人体内。1968年，雷内·法瓦洛罗（René Favaloro）进行了第一次冠状动脉搭桥手术。冠状动脉是供给心脏血液的动脉，它可能被脂肪沉积物堵塞——搭桥手术将受损的动脉部分切除，并用病人腿部的静脉替代。

人工假体

然而，有时即使是手术也不能解决严重的心脏问题。威廉·科尔夫在20世纪50

心肺机

心肺机可暂时替代心脏和肺的功能，允许外科医生在胸部进行一些没有心肺机便无法完成的手术操作。在心肺机中，氧合器代替了肺的功能，即向血液中添加重要的气体——氧气，然后由一个充当心脏的泵将血液泵送到全身。人体细胞需要氧气来工作，但心肺机会减少重要器官的血液供应，因此，其使用时限只有几个小时。

1 从主静脉中放出血液。

2 这种血液是脱氧血，它被输送到氧合器中吸收更多的氧气。

3 这种富氧血通过温度控制器和过滤器（以防止血栓形成）被泵入主动脉，之后开始在全身循环。

4 离开心脏的血液通过消泡剂（除去气泡）被输送到氧合器中。

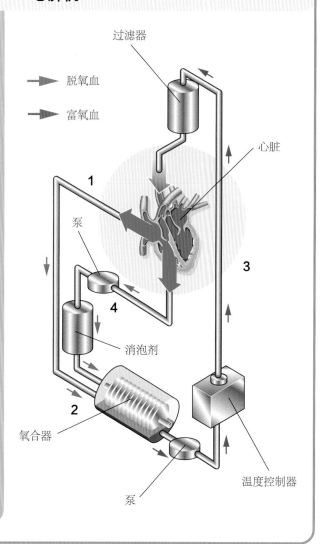

过滤器

→ 脱氧血

→ 富氧血

心脏

1

泵

3

4

消泡剂

2

氧合器

温度控制器

泵

年代开始研发完全替代性心脏，并在1957年将他的第一个模型植入了狗的体内。后来，那条狗活了90分钟。1970年，罗伯特·贾维克（Robert Jarvik）发明了一种由聚氨酯（一种塑料）和玻璃纤维制成的人造心脏，并于1982年首次在人类身上使用。使用后病人存活了112天。在所有移植了这种人造心脏的病人中，存活时间最长的活了20个月。

最常用的人工假体是髋关节。第二次世

起搏器

心脏有自己的"电路系统"，被称为起搏器，能起到保持心脏正常跳动的作用。当人体自身的起搏器不能正常工作时，植入胸部的人工心脏起搏器可向心脏发送电脉冲。第一台人工心脏起搏器于1958年出现，并于1960年由瑞典医生阿克·森宁（Ake Sening）植入了病人体内。早期的人工心脏起搏器使用汞锌电池，这种电池只有两三年的寿命。1973年，一种碘化锂动力电池被研发出来，它可以使用六年多。现代人工心脏起搏器都使用这种电池。

人工心脏起搏器会被植入胸腔中。人工心脏起搏器的一根绝缘电线通过静脉插入心脏，而它的一个固定装置把电极固定在心脏需要刺激的部位旁边。电线的另一端插入起搏器。人工心脏起搏器的电脉冲刺激心脏跳动。有些起搏器以固定的速率释放电脉冲，而有些则只在发现心跳减慢时才会释放电脉冲。

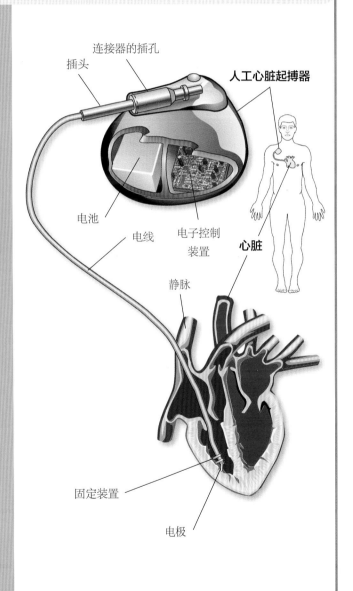

连接器的插孔

插头

人工心脏起搏器

电池

电线

电子控制装置

心脏

静脉

固定装置

电极

界大战前，随着塑料和丙烯酸树脂的出现，髋关节置换成为可能。但人造髋关节一直存在着各种问题。1960年，英国外科医生约翰·查恩雷（John Charnley，1911－1982）发明了一种采用两种不同材料制成的髋关节：用一个不锈钢球代替股骨头，里面衬着一种叫作特氟龙的光滑塑料。这样钢球就可以更自由地移动了。

革命性的外科手术

如果外科医生不必做大切口来进行手术，那么病人就可以恢复得更快。20世纪80年代，一种采用内镜进行的微创手术发展了起来。但这些内镜上配备的不是手术刀，而是激光。内镜可以通过口腔等体表开口插入体内，也可以通过"锁孔"手术"制作"的小切口插入体内。内镜中的其余导管

可能的植入物

植入物是为了医疗目的植入人体的天然和人造材料。许多植入物可修复或替换人体中不能正常工作的部分。例如，眼睛里的晶状体，甚至整个眼球，都可以替换。人工心脏起搏器可使心脏有规律地跳动，患病的心脏瓣膜可以用弹性塑料瓣膜代替，髋关节、膝关节、肘关节、肩关节和手指关节可以用由金属、塑料或陶瓷制成的人造替代物来代替，用合成材料制成的人造血管可以代替动脉的病变部分。含有放射性物质的植入物可以植入人体组织中治疗癌症，其他含有药物（如避孕药或止痛药）的植入物则可以长时间缓慢释放药。有些植入物，比如隆胸用的硅胶，则用来改变一个人的外形。

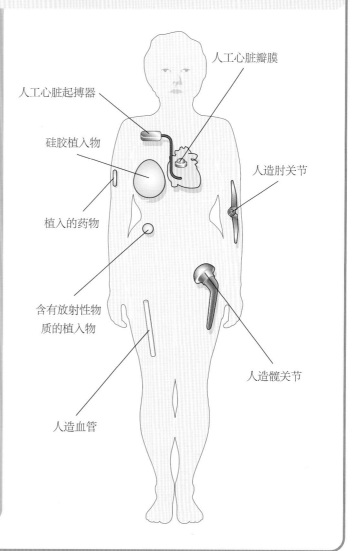

人工心脏瓣膜

人工心脏起搏器

硅胶植入物

植入的药物

含有放射性物质的植入物

人造肘关节

人造髋关节

人造血管

助听器

在大多数听力正常的人的想象中，耳聋者什么也听不见。但事实上，情况并非总是如此。完全听不见或严重耳聋的只是少数，而大多数耳聋者只是患有传导性或感觉神经性听力损失。这部分耳聋者可以听到一些类型的声音，尤其是深沉的、轰鸣的振动声。

传导性听力损失的原因是声音不能正常地从外耳传到内耳，这可能是由中耳堵塞或损坏造成的。在传导性听力损失中，所有的声音都变得低了很多。高的声音听起来像耳语，而柔和的声音他们有可能根本听不见。感觉神经性听力损失则是内耳损伤的结果，可导致声音失真。虽然这种情况不如传导性听力损失常见，但它更可能是永久性的。大多数感觉神经性听力损失的病人可以听到声音中长而圆的元音，但听不见大多数的咔嚓声。助听器对患有传导性听力损失的病人有帮助。这些微小的装置安装在耳朵里，就像微型放大器一样，可使声音放大，以抵消中耳损伤的影响。遗憾的是，患有感觉神经性听力损失的人不能使用这种助听器。不过他们可以安装一个人工耳蜗（如下图所示）。这个装置是通过外科手术植入内耳的。安装在外耳后面的麦克风单元将声音转换成简化的声音信号，然后绕过中耳传输到大脑。

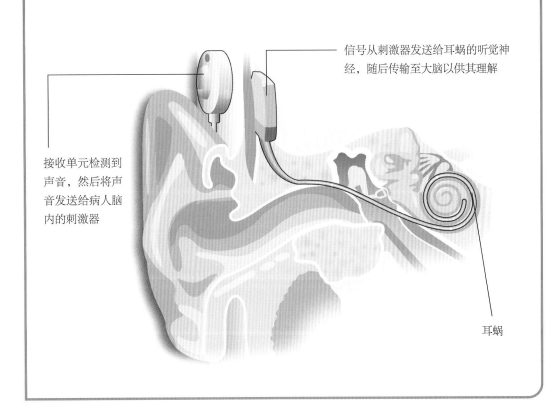

信号从刺激器发送给耳蜗的听觉神经，随后传输至大脑以供其理解

接收单元检测到声音，然后将声音发送给病人脑内的刺激器

耳蜗

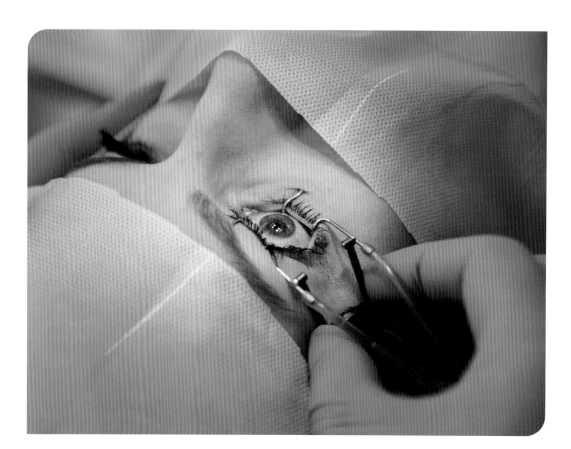

近视有时可以通过激光切除角膜的方法来治愈。切口位置需要十分精准，以使光线能正确地聚焦到眼睛上。

会吸出血液或泵入替代液体，以冲洗器官。微创外科医生甚至可以在动脉内为小气球充气，以推出脂肪沉积物。

激光和冲击波使医生可以采用非手术的方式来治疗某些疾病。1982年，外科医生发明了一种可以利用强大的冲击波打碎肾结石的机器，而此前，肾结石必须通过手术去除。这台机器可将结石分解成微小的颗粒，再随着病人的尿液排出体外。1986年，德国科学家路德维希·德姆林（Ludwig Demling）用一种附在内镜上的激光治疗了胆结石。他将内镜插入胆囊，把激光射向结石，在不损害周围组织的情况下将胆结石打碎。

冷冻技术（用极低的温度破坏死亡、受损或癌变的组织）也使外科手术发生了革命性的变化。1960年，欧文·库普（Irving Coope）首次在手术中使用了液氮冷冻。这

相关信息

- 每年约有3500例病人接受心脏移植手术。

- 1967年，南非的路易斯·沃什坎斯基（Louis Washkansky）成为第一个接受心脏移植的病人，但他却在手术18天后死亡了。

- 心脏移植手术后，病人的平均寿命为15年。

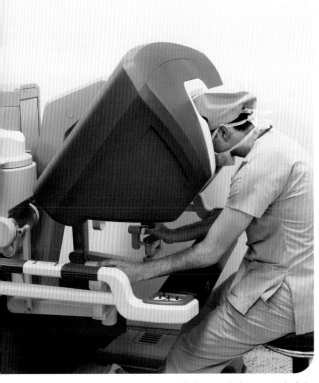

外科医生在机器人的辅助下做手术。医生在虚拟画面中观察病人，而机器人则进行精确的切割。

种手术不仅无痛，还没有出血的危险。

　　微创手术，如使用激光和内镜，大大减少了手术本身和病人康复所需的时间。这促成了以门诊为基础的外科手术的发展，病人从住院、接受手术到出院有时仅需一天。因此，大多数常规手术，如切除阑尾或扁桃体可以安全地进行，且病人的痛苦很少。

　　现在，干细胞疗法已经被用来治疗一些从前需要手术才能治疗的疾病，如关节炎。然而，干细胞还有更广泛的应用，包括愈合伤口和处理生育问题。但另一方面，制造大量干细胞极具争议性。

社会和发明

整形手术

　　整形手术是指任何重塑或重建身体的手术。重建手术，如治疗毁容性烧伤和先天性疾病（如严重的腭裂），有很长的历史。

　　现代整形外科的许多技术来源于修复士兵伤口和缺陷的外科医生。今天，医生可以改变一个人的下巴、鼻子、耳朵、乳房和身体其他部位的形状，可以去除多余的脂肪、抚平皱纹（如下图），还可以移植头发。但人们对整形手术的期望值往往过高。整形手术不能使人的性格发生巨大的变化，也不能改变一个人因外表而产生的抑郁情绪。

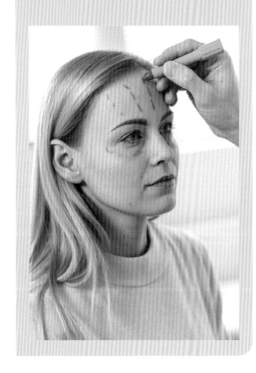

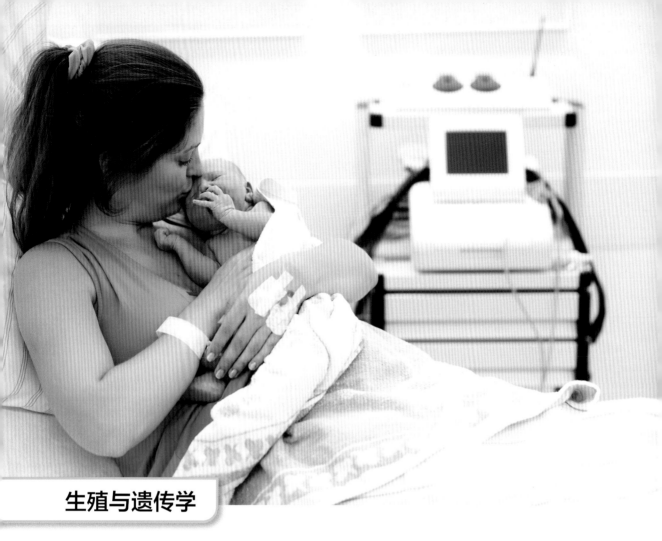

生殖与遗传学

几个世纪以来，男性一直主导着医学界。然而，女性在今天的医疗实践中发挥着同样重要的作用。例如，涉及妊娠和分娩的产科学，就是女性起重要作用的其中一个专业。

在古希腊和古罗马，大多数医生都是男性。但也有少数女医生专攻女性疾病、照顾孕妇，并为孕妇接生。然而，妇科最著名的古代文献是由索兰纳斯（Soranus）写的，他是一个生活在公元100年左右的希腊男性。

在18世纪和19世纪的美国和欧洲各国，助产士大多是女性。然而，随着医学越来越技术化，使用的设备也越来越多，男性医生对控制分娩过程产生了更大的兴趣。在

在富裕的国家，大多数婴儿都是在医院出生的。因为在医院里，如果产妇或胎儿出现了问题，医生会随时提供帮助。

许多国家，这种趋势一直持续到今天。在现代，尽管有一些鼓励自然分娩的举措，但许多女性是在医院里由医生指导进行分娩的。

20世纪20年代，分娩仍然是一件危险的事。当时美国至少有17%的产妇在分娩时死亡。政府确定了导致产妇高死亡率的几个因素，包括不良的卫生和住房条件及产前、产中和产后缺乏专业护理等。基于此，人们开始大范围地对产妇和胎儿实行产前护理。

然而，监测胎儿健康状况的新技术却迟迟没有出现。19世纪，法国产科医生阿

道夫·皮纳德（Adolphe Pinard）设计了一种听诊器来检测胎儿的心跳。他还介绍了一种按摩技术，可以使婴儿在分娩时保持正确的头朝下姿势。1916年，挪威产科医生克里斯蒂安·基兰（Christian Kielland）设计了一种新的产钳，可以精准地抓住婴儿的头部，以帮助遭遇难产的产妇。尽管产钳的效果很好，但许多医生在没有经过充分训练的情况下使用产钳，结果使产妇或婴儿更容易受伤。在20世纪30年代，输血的使用越来越多，加之磺胺类抗菌药物问世，使更多的生命被挽救。在医院进行分娩的产妇，可通过注射吗啡和东莨菪碱等药物来缓解疼痛。从20世纪30年代到80年代，对分娩的技术控制不断加强的趋势仍在持续；此外，更好的止痛药被研发出来，而硬膜外麻醉（在硬膜外隙注射麻醉剂，使该区域的感觉麻木）可允许产妇在剖宫产时保持清醒。剖宫产用于胎儿很难通过产妇的产道娩出而需要通过手术将其从产妇腹中取出的情况。

卫生拯救生命

匈牙利内科医生伊格纳兹·塞麦尔维斯（Ignaz Semmelweis，1818—1865）在产科病房工作时注意到，由女性助产士照顾的产妇比那些由男性医生照顾的产妇存活率更高。这些医生经常进行尸检（解剖尸体以确定死因），然后在不洗手、不换衣服的情况下帮助产妇接生！塞麦尔维斯让他的学生在与病人打交道前用消毒剂洗手，之后产妇的死亡率下降了。这便是使用抗菌剂的一个例子。抗菌剂可杀死病原菌，以保持卫生。虽然当时没有人知道这些微生物是导致疾病的"罪魁祸首"，但塞麦尔维斯的方法仍然奏效。直到大约20年后，著名的法国化学家路易斯·巴斯德才发现了微生物与疾病之间的联系。

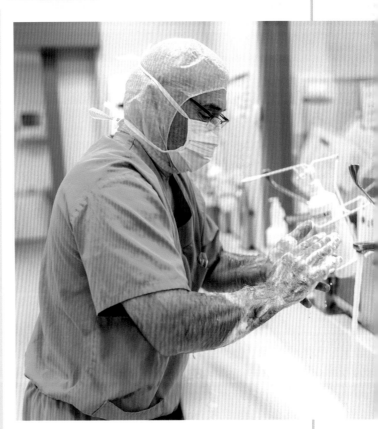

从19世纪中期开始，医生们就知道，在治疗病人时，保持手和衣服的干净对预防感染至关重要。

控制生育

许多国家都尝试过降低生育能力，即怀孕的能力；而避孕，即阻止精子与卵子结合成受精卵，也已经被实践了好几个世纪。在4000多年前的古埃及，妇女通过使用由蜂蜜和鳄鱼粪等物品制成的阴道栓剂（放置在阴道中的物质）来避孕。这种方法在一定程度上起了作用，因为这些混合物可使阴道不再接收活跃精子。然而，这种方法远不是万无一失的。事实上，有些阴道栓剂很危险。到了中世纪晚期，避孕发生了更危险的转变，一些妇女甚至服用有毒的草药混合物来降低生育能力。

大约在1550年，意大利生物学家加布里埃洛·法洛皮乌斯（Gabriello Fallopius，1523—1562）发明了亚麻避孕套。但其最初的目的是防止性传播疾病（STD）的

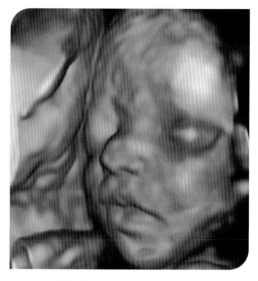

一些超声波扫描仪可以对母体子宫内的胎儿进行三维成像。

传播，而不是防止怀孕，尽管它在这两方面可能都有相当好的效果。随着20世纪80年代艾滋病病毒（HIV）的出现，避孕套预防性传播疾病的作用再次得到了认可。

19世纪20年代，德国医生弗雷德里克·阿道夫·王尔德（Frederick Adolphe Wilde）制造了第一个子宫帽，但在1882年，德

通过剖宫产分娩的婴儿。在某些情况下，例如产道堵塞或产妇出现难产时，外科医生会切开产妇子宫取出婴儿。

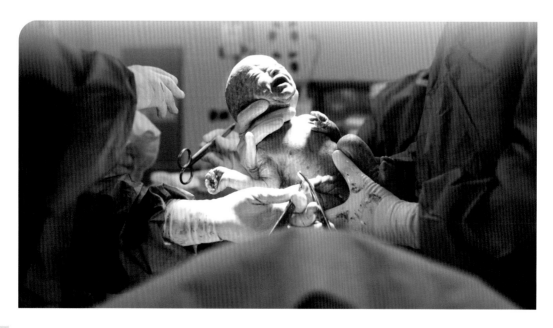

染色体、DNA和基因

每个人体细胞的细胞核（控制中心）内都有46条染色体。男性和女性的性细胞（精子和卵子）中只有23条染色体，所以精子与卵子结合形成的细胞就含有完整的46条染色体，可发育成胚胎。婴儿从父母那里遗传到的染色体，一半来自母亲，一半来自父亲。

每一条染色体都由一条螺旋状的脱氧核糖核酸（DNA）组成。DNA就像一个扭曲的梯子（双螺旋），其横档由四种被称为碱基的化学物质组成。一个基因是由几百或几千个碱基组成的，它们位于DNA链上。碱基在链上出现的顺序决定着其会产生哪些蛋白质。蛋白质是细胞的组成部分，决定着一个人的所有特征。一个有缺陷的基因可能导致某种蛋白质的缺失，从而造成遗传疾病。

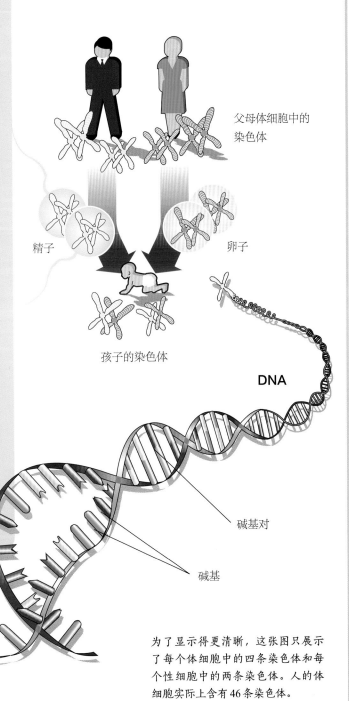

父母体细胞中的染色体

精子

卵子

孩子的染色体

DNA

碱基对

碱基

为了显示得更清晰，这张图只展示了每个体细胞中的四条染色体和每个性细胞中的两条染色体。人的体细胞实际上含有46条染色体。

避孕方法

避孕器具的作用部位

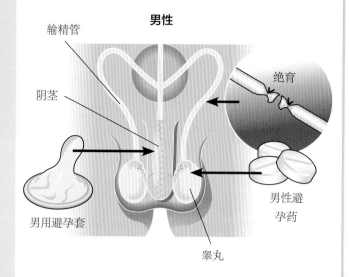

男性

- 输精管
- 阴茎
- 绝育
- 男性避孕药
- 男用避孕套
- 睾丸

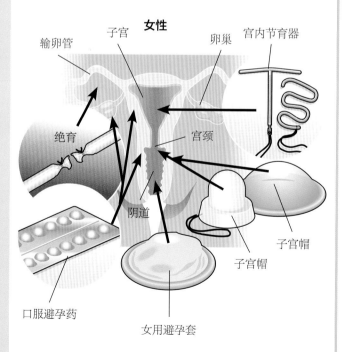

女性

- 输卵管
- 子宫
- 卵巢
- 宫内节育器
- 绝育
- 宫颈
- 子宫帽
- 阴道
- 子宫帽
- 口服避孕药
- 女用避孕套

要想怀孕，男性的精子务必得使女性的卵子受精（相互融合）。女性的卵子储存于卵巢中，卵巢释放出的卵子沿着输卵管向下进入子宫，如果卵子受精，婴儿将从受精卵开始成长。男性的睾丸产生精子，精子从睾丸释放出来，并沿着两侧的输精管向下移动，然后从阴茎流出。在性交过程中，男性的阴茎将精子送到女性的阴道中，精子可以通过宫颈进入子宫，在那里使卵子受精。

避孕用具则通过干扰这一过程来阻止受孕。用避孕套覆盖阴茎或阴道，或者女性在宫颈上方戴上隔膜或子宫帽均可阻止精子到达子宫。宫内节育器（或节育环）可使子宫不适合受精卵生长。此外，女性可以服用一些避孕药，这些避孕药要么干扰卵子的释放，要么使精子无法穿过宫颈黏液，要么影响子宫内膜，使受精卵子无法着床。

在男性避孕方面，曾有男性避孕药的相关研究，其目的是防止产生精子。但这些男性避孕药从未上市，部分原因是人们怀疑它是否真的会被使用。绝育（切断男性的两根输精管或女性的两根输卵管）是最彻底的避孕方法，但这往往是不可逆转的。

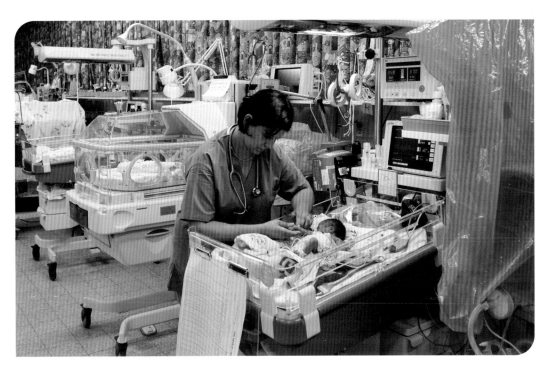

早产的婴儿通常要在恒温箱中待一段时间。恒温箱可以使他们在发育的过程中保持温暖。

国医生 W. P. J. 梅辛加（W. P. J. Mesinga）发明了一种更大的由天然乳胶制成的隔膜，类似于现在使用的子宫帽。第一个宫内节育器（IUD）或节育环是由德国医生恩斯特·格拉芬伯格（Ernst Grafenberg）于 1928 年设计的。今天，宫内节育器有许多形状和尺寸，有些里面充满了黄体酮，以阻止卵子的释放。

在避孕方面，也许最伟大的革命就是避孕药的出现。20 世纪 50 年代，几位化学家参与了避孕药的早期研发。避孕药的主要成分是黄体酮，这是女性体内产生的为怀孕做准备的激素。黄体酮可以阻止女性排卵。最初，人们以为，黄体酮只存在于人类和其他动物体内，但在 20 世纪 40 年代末，美国化学家罗素·E. 马克（Rus-sell E. Marker，1902—1984）发明了一种将野生山药中的物质转化为可用黄体酮的方法。20 世纪 50 年代，研究人员研发出了合成黄体酮，它比天然黄体酮效果更好，且可以被人体吞服和吸收。1954 年至1959 年间，美国生物学家格雷戈里·平卡斯（Gregory Pincus，1903—1967）和约翰·洛克（John Rock，1890—1984）测试了第一种避孕药。到 20 世纪 70 年代中期，超过 5000 万名妇女用避孕药来避孕。

生育治疗

夫妻不能生育的原因有很多。从女性的角度看，可能为输卵管阻塞，或者宫颈黏液杀死了男性的精子。从男性的角度看，则可能为少精，或者精子存在某种缺陷。在过去的 50 年里，科学家们研发了许多技术来帮助人们克服这些问题。

体外受精

　　最广为人知的生殖辅助方法是所谓的试管婴儿技术，它是由英国医生帕特里克·斯特普托（Patrick Steptoe，1913—1988）和罗伯特·爱德华兹（Robert Edwards，1925—2013）共同研发的。这种方法使卵子与精子在体外结合。1978年7月，世界上第一个试管婴儿路易丝·布朗（Louise Brown）出生了。但与其名称的含义不同的是，试管婴儿技术其实并不涉及试管，它的学名是体外受精。在世界范围内，有数百万名婴儿通过体外受精出生，但这是一种困难和昂贵的方法。

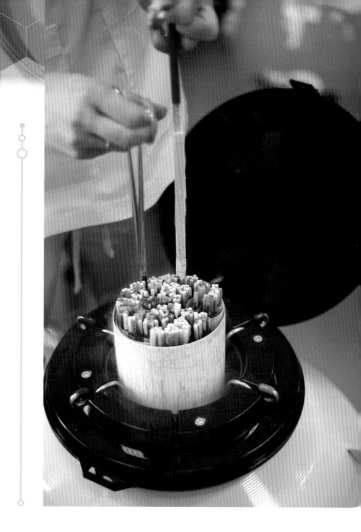

　　一些与生育有关的元素，如卵子、精子，甚至是胚胎，都可以在深度冷冻的情况下保存数年。冷冻柜中使用液氮，以使温度保持在极低的水平。

社会和发明

体外受精：道德问题

　　体外受精带来了许多道德和伦理问题。在培养皿中生长的胚胎（最终会发育成胎儿的细胞团）真的是人类，或者更确切地说，将成为人类吗？如果其中任何一个胚胎被植入了母亲的体内，剩余的是否应该留作其他用途？未使用的胚胎通常会被冷冻起来，如果夫妻想在未来继续生孩子，便可以再使用。此外，在得到许可的情况下，一些胚胎也被用于实验，但前提是它们的生长不能超过14天。各国对实验的控制差别很大，这种实验自然也是极有争议的。

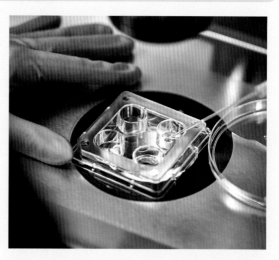

体外受精帮助了数百万人。没有它，许多夫妻就不能拥有自己的孩子。

遗传病筛查

每种生物的每一个细胞中都含有被称为DNA的遗传物质，DNA携带着与生物体所有特征发育有关的指令。例如，是矮还是高，是金发还是棕发，是蓝眼睛还是绿眼睛，这些都由DNA决定。

基因筛查指检查一个人的DNA来发现或排除潜在的问题。1952年，英国医生D.C.A.贝维斯（D.C.A. Bevis）描述了羊膜穿刺术的过程。这是一种对胎儿周围的液体进行取样的技术。采用这种技术，胎儿的一些细胞被收集起来，以便医生对其进行基因筛查。这项技术用于筛查唐氏综合征、脊柱裂和其他遗传病。

体外受精

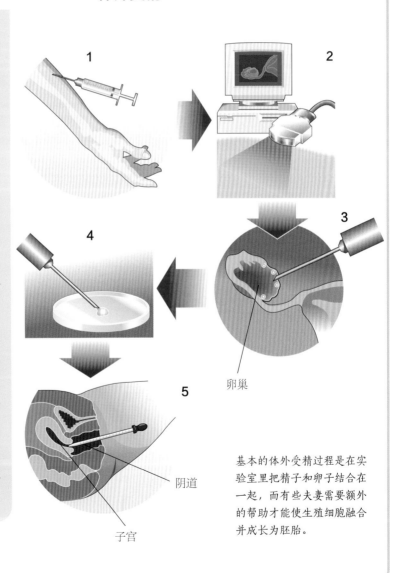

1 在女性月经周期的早期注射药物，以使她可以一次产生3个或更多的卵子。

2 通过一系列超声扫描来监测卵子的成熟度。

3 在排卵（卵巢释放卵子）前，用细的空心针从其中一个卵巢中取出最成熟的卵细胞。

4 将卵细胞置于一个玻璃盘内，并使其与配偶的精子结合。

5 几个已经开始成长为胚胎的受精卵（将要成长为胎儿的细胞团）被放置在母亲的子宫中。如果体外受精成功（成功率低于50%），母亲可能会怀上不止一个孩子。

卵巢

阴道

子宫

基本的体外受精过程是在实验室里把精子和卵子结合在一起，而有些夫妻需要额外的帮助才能使生殖细胞融合并成长为胚胎。

基因治疗

自20世纪80年代中期以来，科学家们一直在探索对有缺陷的基因进行修复或替换的可能性。1990年，一个美国医疗队从一位名叫阿散蒂·德西瓦（Ashanti DeSilva）的4岁女孩身体里取出了一些白细胞。他们将一个正常基因的拷贝基因放置在这些细胞中，以补偿一个缺陷基因的错误功能，然后把这些只含有正确基因的细胞送回女孩的身体中。阿散蒂患有一种被称为重度联合免疫缺陷病（SCID）的严重遗传病，因此，她的免疫系统不能正常工作。基因治疗极大地缓解了阿散蒂的病情。但目前，基因治疗仍处于早期阶段，其最大的问题在于如何将正确的活性基因放入身体的正确位置。

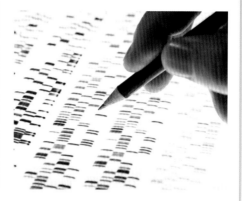

基因"指纹"是一种快速揭示基因组成的方法。它可以用来确认人与人之间的关系，并显示一个人是否携带破坏基因。

克隆

1996年，苏格兰爱丁堡诞生了一只名叫多莉的绵羊。她是第一只克隆羊，其基因与一只成年母羊的基因完全一样。

1 从成年母羊的乳房中取出一个细胞。动物体内所有的细胞都含有同一套基因，只是一些无用的基因随着发育而被"关闭"了。

2 移除母羊卵子的细胞核。

3 通过电流将母羊乳房细胞的细胞核与卵子融合，使所有的基因"启动"。

4 等细胞形成一个胚胎后，将其放回母羊体内，多莉因此诞生。它就是那只母羊的克隆体。

科学家们尝试了277次，才最终使多莉出生。多莉于2003年去世，她去世时的年龄比大多数绵羊去世时的年龄都要小得多。目前还不清楚这是否与她是克隆羊有关。

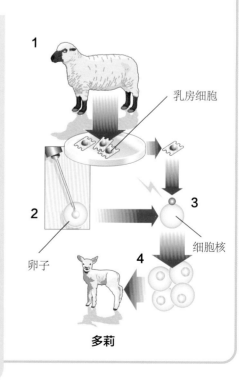

乳房细胞

细胞核

卵子

多莉

相关信息

- 一个人的 DNA 中包含大约 20500 个基因，但只有不到2%的 DNA 携带编码蛋白质的遗传密码。其余的则是无用 DNA，也称非编码 DNA。至今，科学家们仍然不明白无用 DNA 的作用。
- 有两条 DNA 链，彼此反向运行。
- 人类基因组有 300 万个碱基对，共排列成46条染色体。

像这样的同卵双胞胎拥有完全相同的基因组，这使她们成为研究疾病遗传原因的有用对象。如果这对双胞胎都患有同一种疾病，那么很可能是基因问题导致的。

人类基因组计划

20世纪90年代，一个研究项目启动，主要内容为破译人类基因的所有碱基序列，并通过定位每个基因在特定染色体上的位置来绘制人类基因组（整个遗传密码）图谱。该项目涉及数百名研究人员，他们致力于建立一个人类的基因库。该项目于2003年完成。

研究人类基因的位置和化学性质，以及正常基因和异常基因之间的差异，有助于预测一个人将来是否容易患上某些疾病，如心脏病或癌症。然而，许多人对这些信息的使用表示担心。例如，如果一些人在找工作或投保时被发现有异常基因，那么他们可能会很难找到工作或购买保险。

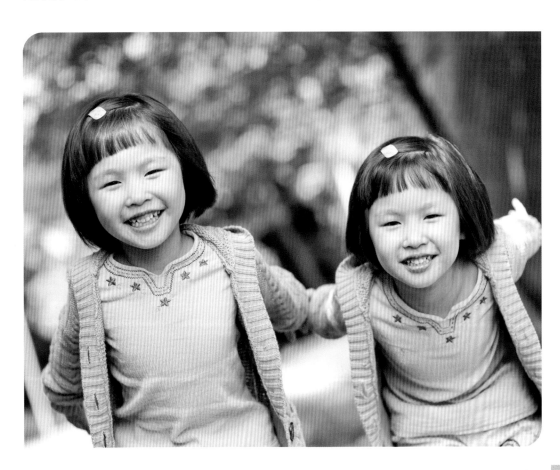

公元前430年 古希腊医生希波克拉底发明了一种被称为临床观察的新医学技术。

公元前300年 古希腊医生迪奥克莱斯提倡使用薄荷粉清洁牙齿。

1543年 安德雷亚斯·维萨里在解剖学研究方面取得了许多进展，并在他的著作《人体结构》中发表了他的观点。

1592年 伽利略·伽利雷制造了第一个温度计。

17世纪 意大利医生圣托里奥坚持在每顿饭前称自己、食物的重量，然后还称自己的粪便的重量，以表明食物的一部分是由消化系统吸收的。

1628年 医生威廉·哈维发现了体内血液循环的真正本质。

1660年 罗伯特·胡克（Robert Hooke）制造了一个复合显微镜，发现了人体细胞。

1714年 丹尼尔·加布里埃尔·华伦海特设计了华氏温标，以一定浓度的盐水凝固时的温度为0°F，以人体的正常温度为100°F。但更精确的测量显示，人体的正常体温为98°F（37°C）。

1743年 天文学家安德斯·摄尔修斯（Anders Celsius）发明了摄氏温标，将1标准大气压下冰水混合物的温度设为0°C，水的沸点设为100°C。

1780年 安托万·拉瓦锡（Antoine Lavoisier）和皮埃尔·西蒙·拉普拉斯（Pierre Simon Laplace）发明了热量计。

1795年 尼古拉斯·阿佩特（Nicolas Appert）发明了一种新的保存食物的方法，即在密封的容器中加热食物。

1816年 勒内克制造了第一台听诊器。

1831年 美国、德国和法国的科学家发现了氯仿的麻醉特性。

1842年 外科医生克劳福德·朗（Crawford Long）用乙醚作为麻醉剂进行了第一次无痛手术。

19世纪50年代至19世纪80年代 微生物学家路易斯·巴斯德和罗伯特·科赫发现微生物会导致许多疾病。

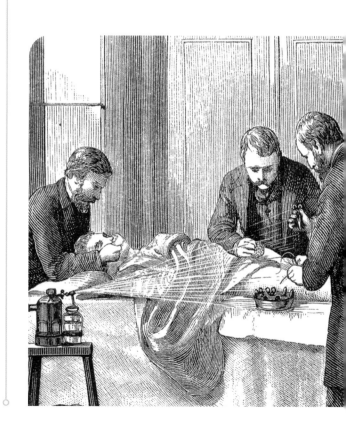

1856年 路易斯·巴斯德在发现细菌和其他病原菌可导致疾病后，建立了他的巴氏杀菌系统。

19世纪60年代 格雷戈尔·孟德尔（Gregor Mendel）研究植物育种，奠定了遗传学的基础。

1865年 约瑟夫·李斯特进行了第一次消毒手术。

1881年 路易斯·巴斯德展示了一种炭疽疫苗。

1910年 由保罗·埃利希和秦佐八郎发现的第一种合成化学药物砷凡钠明开始商业销售。

1914年 约翰斯·霍普金斯医院的一个科研小组制造了第一台肾透析机。

1928年 亚历山大·弗莱明发现了一种名为青霉素的抗生素。这种药在20世纪40年代被广泛使用。

1930年 约翰·H.吉本发明了第一台心肺机。

1952年 医生罗伯特·李·怀尔德采用超声波制作了人体内脏的图像。

1953年 詹姆斯·沃森（James Watson）和弗朗西斯·克里克（Francis Crick）确定了脱氧核糖核酸（DNA）的结构。

1958年 第一台人工心脏起搏器问世。

1967年 外科医生克里斯蒂安·巴纳德进行了第一次人对人心脏移植手术。

1972年 珍妮特·默茨（Janet Mertz）和罗恩·

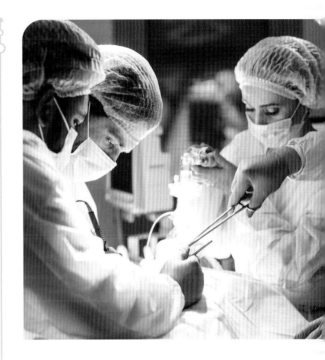

戴维斯（Ron Davis）利用剪切粘贴技术制造了第一个人类重组DNA。

1977年 雷蒙德·达马迪安用磁共振成像（MRI）拍摄了人体内部的第一张影像图片。

1996年 世界上第一只成功克隆的哺乳动物——绵羊多莉出生了。

2003年 人类基因组计划制成了一个几乎完整的人类基因库。

2019年 世界卫生组织在全球范围内启动了基因编辑程序的登记。

2019年 中国宣布，编辑个人基因的研究人员和医生需对这种疗法造成的任何不良影响承担个人责任。

Books

The History of Medicine by Michael Woods and Mary B. Woods. Minneapolis, MN: Twenty First Century Books, 2006.

Medicine: The Definitive Illustrated History by Steve Parker. New York: Dorling Kindersley Publishers 2016.

Hacking the Code of Life: How Gene Editing Will Rewrite our Future by Nessa Carey. London: Icon Books 2019.

Joseph Lister and the Story of Antiseptics by John Bankston. Hockessin, DE: Mitchell Lane Publishers, 2005.

The Story of Pharmaceuticals: How They Changed the World by Natalie M. Rosinsky. Mankato, MN: Compass Point Books, 2010.

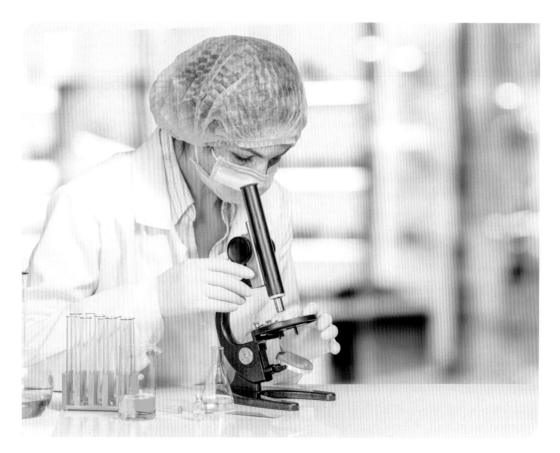